運のよさは「瞑想」でつくる

意味ある偶然をマネジメントする方法

Create your Good luck
with Meditation

米国チョプラセンター認定瞑想ティーチャー
渡邊愛子
Aiko Watanabe

PHP

初めに、願望があった。それは心の最初の種だった。
賢人たちは心の中で瞑想し、
その叡智によって
在るものと成るものの関係性を発見した。
―― 創造の賛美歌 リグ・ヴェーダ

In the beginning there was desire, which was the first seed of mind,
sages, having meditated in their hearts,
have discovered by their wisdom
the connection of the existent with the non-existent.
—— The Hymn of Creation, The Rig Veda

最短で〝超一流〟になる方法は瞑想だった

INTRODUCTION

こんにちは。米国チョプラセンター認定メディテーション（瞑想）ティーチャーの渡邊愛子です。

あなたは既に、何らかの瞑想を実践されているかもしれませんし、今まさに瞑想に関心を持っていて、この本を手に取ってくださったのかもしれません。

もしかすると中には、瞑想って「アヤシイ」「宗教っぽい」と思っておられる方もいるかもしれませんが、ご安心ください。実は私自身、瞑想を習う前は「瞑想ってちょっとアヤシイ」と思っていましたし、瞑想を始めた当初も「何十分も目を閉じて、ただ座っているだけなんて耐えられない」と感じていたのです。しかし、実際に瞑想をしていく中でそれは全くの誤解だったということがわかりました。今は、瞑想のない人生なんて、という感覚で、欠かせないものとなっています。

世の中にはさまざまな瞑想法が存在していますから、それぞれ目的もやり方も違うでしょう。

今回私があなたにお伝えする瞑想は、ひとことで言うと、**現実に結果を出す瞑想**です。仕事から私生活まで、自分の思いのままに、時には自分の想像を超えた世界に導き、日常をより豊かに実りあるものにする瞑想です。

実際、瞑想することによってもたらされる恩恵は、計り知れないものがあります。瞑想をあまりご存じない方のために、簡単に説明させていただくと、瞑想を習慣にすることの効果としてよく知られていることは、ストレスの軽減、平穏な心が備わる、集中力アップ、創造性や直感力が研ぎ澄まされるといったところだと思います。

もちろん、そういった効果だけでも、山のような仕事がすいすい片づいたり、心配事や迷いが減ったり、クリエイティブな解決方法を思いついたり、決断すべき時にビシッと正しく決断をくだせたりと、ビジネスシーンからプライベートまであなたを強力に支えてくれる頼もしいツールになるでしょう。

しかし、この本では、瞑想をすることによって得られる日常の効果のうち、**最もパワフルで特徴的な、シンクロニシティ**（共時性、または意味のある偶然の一致）を中心にお伝えします。結論から言うと、この瞑想によって生まれるシンクロニシティこそが、あなたの現実に画期的な〝結果〟をもたらす最強の要素なのです。

シンクロニシティという言葉になじみがある方も、初めて聞いたという方もいると思いますが、今その意味がクリアに分かっていないとしても問題ありません。徐々に、「瞑想がもたらすシンクロニシティとはそういうものか」と分かっていただけるよう、説明していきたいと思います。

運の良さは瞑想で作ることができる

ひとつシンクロニシティにつながる例を挙げてみましょう。あなたは「運」というものは偶然に起こるものだと思っていますか？　何かラッキーなことが起こった時、「運が良かった。単なる偶然」と思っておしまい、という感じでしょうか。

運というと、自分でどうこうしようとしてできるものではないと考えるのが一般的かもしれません。

でももし、毎日毎日運がいいなという状態が続いたら、素直に素敵だと思いませんか？　あなたが長年やりたいと思っている仕事、到達したい売上目標、通したい企画……。そういった願望が、大きなリスクも心配もストレスもなく、周りの人の快いサポートを受けながら、ことごとく叶っていったら素晴らしいですよね。冗談ではなく、それらをすべて瞑想で実現していきましょう。夢物語と片づけてしまうのは早計です。

実はこの、俗に運がいいとか、偶然が重なったとか、タイミングがいいというのは自分で起こすことができるのです！　こんな話があります。

私の瞑想の師匠にあたるディーパック・チョプラ医学博士は、80冊を超える著書を持つベストセラー作家（その内容は健康・アンチエイジング・幸福・精神性・脳科学・成功法則ｅｔｃ．……と多岐に亘る）であり、講演家・教師であり、アメリカの数々のニュース番組に頻繁に呼ばれるコメンテーターであり、人気健康番組によくゲスト出演する心と体の医学とウェルビーイング（個人の権利や自己実現が保障され、身体的、精神的、社会的に良好な状態であること）に関する世界的な第一人者というように、さまざまな顔を持っていますが、もう20年近く世界中の王室・政財界のリーダーや一流企業のＣＥＯたち、一流アスリート、歌手のレディ・ガガのようなセレブリティたちのメンターとして助言を行っています。

そのチョプラ博士が提唱する〝リーダーシップ7つの法則〟というものがあるのですが、そのうち第七の法則が「シンクロニシティ（共時性）」となっていて、「ちょうど良い時にちょうど良い場所にあなたを導いてくれる、目に見えない知性」だと言っています（『The Soul of Leadership』〈邦題『チョプラ博士のリーダーシップ7つの法則』大和出版〉にまとめられています）。

世界から〝超一流〟と称されるトップリーダーたちのメンタリングを行う中で、彼らの目覚ましい成功の理由を尋ねると、リーダーたちのほとんどが「運が良かった」と答えたそうです。信心深い人なら「神が味方してくれた」とか「恩寵《おんちょう》を受けている状態だった」、あるいは「たくさんの偶然が起こった」「皆が支援してくれた」というように表現はさまざまですが、皆、同様に成功へ至る過程の偶然性について述べたそうなのです。チョプラ博士の言葉で置き換えれば、これらはすべてシンクロニシティの経験といえるものです。

博士はこうも分析しています。類いまれな大きな成功を収めた人たちは、意識的であるか無意識的であるかは別にして深い精神性を備えていて、深いレベルで私たちは万物とつながっているということを理解しているようだと。そして**シンクロニシティを起こすのに最も重要なのは「瞑想」だ**と断言しているのです。

努力ゼロ。図らずして、すべてがうまくいくようになる

実際、シンクロニシティが起こると、とっても便利です。最も効果がある分野は**「願望実現」や「引き寄せ」**です。

あり得ないような偶然の一致を次々と起こしながら自分の願望を叶えるために必要な人物に出会ったり、情報や物質やお金がもたらされたり、状況や環境が整ったり、ということを経験していくことが多いでしょう。

具体例を少し挙げると、連絡がほしいと思う人から即電話が来たり、ダブルブッキングが自然解消されたり、こちらからのリクエストなしに、必要な作業を部下や同僚がタイミング良く行っておいてくれたり、といった具合です。

もっと日常的な便利さでいえば、電車の乗り継ぎが良い、電車やバスなどで座れる確率が高くなる、駐車場などが空きやすい、青信号が続いて早く移動できるといった交通機関のタイミングの良さに現れたりします。

とにかく、すべての人々や物質や出来事などとタイミングが合ってくるので、すべてがスムーズに流れていくのです。逆に、スムーズにいかない時や、何かしらの障害が立ちはだかった場合は、それが必ずと言っていいほど自分の願望を叶えるために必要な出来事だったり、トラブルを回避するための調整だったり、導きだったり、ということがほとんどなので、そのメッセージに気づいて方向修正すればいいだけ。結局**「すべてはうまくいっている」**という状態になってきます。

そのように楽に、自然に願望が叶っていくプロセスを日常的に経験していく中で私は、**「偶然をマネジメントする」**という、あり得ないことをやっているのだということに気がついたのです。

またこれは私だけに起こっていることではなく、再現性があるのでした。

私はチョプラ博士がデザインした「原初音瞑想講座《げんしょおん》（P27）」を提供しているのですが、このシンクロ体験は、「原初音瞑想」を日々実践している人たちにも同様に起こっていることなのです。

シンクロニシティを日常的に体験している人たちに聞いてみると、まさに偶然をマネジメントしている感覚だと皆さんおっしゃっています。

それでもご安心ください。本書では「原初音瞑想」でなくても、チョプラ博士が一般大衆向けにテレビや新聞・ラジオなどで伝えている基本的な瞑想法の中で、最もシンクロニシティを起こしやすいものを選んでご紹介しています。

そして、偶然をマネジメントする原理やコツ、重要ポイントなどを惜しみなくお伝えしていきたいと思っています。日々偶然をマネジメントしている方々の体験談もご紹介いたします。

「より多くの方が楽に人生を送っていけますように」というのが、私が瞑想を伝えている意図のひとつです。そして私のビジョンは「ひとりひとりが生まれてきた目的を果たしながら全体とつながり、喜びに満ちている平和な世界」です。

自分の内側の深いところから出てくる願望は、生まれてきた目的と連動していることがほとんどです。また、生まれてきた目的と合致している願望は、全体の応援を得やすく叶いやすいという特徴があります。

「全体」とは、すべての人々や、出来事や、物質、まだ物質化されていないもの、まだ起こっていない出来事、目に見えない存在たちもすべてつながっているところ。そして全体からの応援は、シンクロニシティという形をとってもたらされるのです。

あり得ない偶然の一致を経験すると、それは奇跡的ともいえるでしょう。意味のある偶然の一致を日常的に経験していくと、奇跡が日常となってきます。「奇跡的な日常」が当たり前になっていくと、その状態を維持したいと思ってきますので、瞑想を日課にしていく動機となるわけです。

皆さんにも是非、意味のある偶然の一致「シンクロニシティ」をどんどん経験し、願望が自然に叶うことを楽しんでいっていただければと願っております。

運のよさは「瞑想」でつくる　もくじ

第1章 なぜ瞑想でシンクロニシティを起こすことができるのか？

第2章 瞑想で現実に結果を出すために重要なこと

第3章 現実に結果を出す瞑想の実践

第4章 〈ケーススタディ1〉シンクロを起こして大きな成功を手に入れる

第5章 〈ケーススタディ2〉瞑想の日常的な効果

第1章

なぜ瞑想でシンクロニシティを起こすことができるのか？

なぜ偶然をマネジメントできるのか

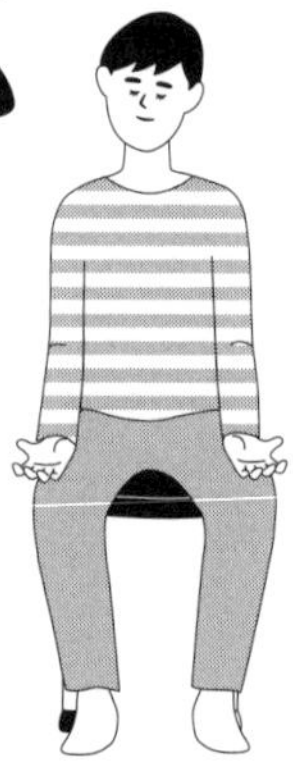

では早速、なぜ瞑想がシンクロニシティを起こすことができるのか、その原理について解説しましょう。

瞑想にはあらゆる種類のものがありますが、本書では私の師匠であるディーパック・チョプラ博士から教わったいくつかの瞑想法の体験を軸にお話ししていきます。「現実に結果を出す」ことを目的のひとつとしてチョプラ博士がデザインした瞑想法に、原初音瞑想（P27）というものがあります。

私は米国で博士が直接教えている様々なプログラムを受講した後、瞑想ティーチャーの資格を取りました。そして、日本の皆さんに原初音瞑想講座を提供しているというのが、現在の大きな仕事のひとつでもあります。

原初音瞑想を簡単に説明すると、個人個人に与えられるマントラという3音節で構成された音（生まれた時に流れていた宇宙の音）を心で唱えながら、朝夕30分間行う瞑想です。でも、あなたが原初音瞑想を今初めて知ったとしても、全く問題ありません。安心してください。

確かに原初音瞑想は、私自身、また受講してくださった方たちを見ていても、瞑想が楽にできるようになるので習慣として身につきやすく、現実のあらゆる奇跡的な体験に導いてくれる優れた瞑想法のひとつだと実感しています。

そういった瞑想による体験談も追ってご紹介していきますが、今回は原初音瞑想をまだ習っていない方でもすぐにでき、「現実に結果を出す」ということにコミットしやすい瞑想法2種類と、その前後に行うプロセスもご紹介していきます。

ひとつめの瞑想は、「ソーハム」という短いマントラを呼吸に合わせて使う瞑想法です。

ソーハム瞑想はヨガ教室で行われていたりすることも多いですから、それなら知ってる、拍子抜けと思っている方もいるかもしれませんね。でも、ソーハム瞑想もやり方次第で、現実が変わるとしたらどうでしょう。

一見今までと同じソーハム瞑想に見えるとしても、ちょっとやり方が違ったり、意識するところが変わったりすると、導かれる結果は違ってきます。筋トレだって、鍛えたい筋肉を意識して行うのと、何も考えずに行うのとでは結果に雲泥《うんでい》の差が出ることはよく知られていますね。また瞑想の前後に行うプロセスによって、日常にもたらされる効果も違ってくるのです。

2つめの瞑想は、呼吸を気にしなくても良い「アイアム」という短いマントラを使う瞑想法です。もし呼吸を合わせて行うソーハム瞑想が息苦しく感じる場合は、アイアム瞑想を選べるよう第3章でご紹介しておきます。

また、私は原初音瞑想を実践されている方、いない方を含めて合同でグループ瞑想会を開いています（P75）。その際、原初音瞑想の個人のマントラを持っていない方には、呼吸を使った瞑想や、一般的なマントラを使う瞑想法に加えてソーハムのマントラを使う瞑想をレクチャーしています。

それらの瞑想法を使うと、その日が初めての瞑想体験だとしても、すんなり瞑想に入れることが多いようです。そして、瞑想から目覚めた後のお顔はすっきりと穏やかで、新たな世界を体験したことに充実した表情を見せてくれる方がほとんどです。

そういった方たちは、その後も同様に瞑想会に参加されたり、原初音瞑想講座を受講されたり、ケースはいろいろですが、数か月から数年音沙汰がなかったところにふと連絡をいただき、「あの日、あの時の瞑想の体験がまたしたい」「やはり瞑想が今の自分に必要な気がしてまた来ました」とおっしゃって、また瞑想会に参加されたり、原初音瞑想講座を受ける方も多いものです。また音沙汰がない間に、それらの瞑想を個人で実践されて、見事現実で願いを叶えたり、ストレス軽減や、持病の改善などを報告してくださる方もいます。中でもソーハム瞑想は、初心者の方にも入りやすい上、瞑想の効果を感じやすい、万能な瞑想法のひとつといえるでしょう。

多くの方との出会いを通して思うのは、瞑想も必要な時に、最適なタイミングであなたの目の前に現れるシンクロニシティのひとつだということです。あなたがこうして瞑想の本を手にしたというのも、瞑想を実践することであなたがもっと楽に願望を叶え、現実をより豊かにしていけるというサインだと、私は思います。

瞑想を習慣にしていると、「あ、これはやっておいたほうがいいというサインだな」と**行動を促す〝気づき〟**が日常で次々に現われます。それを気づきと捉えるか、そのまま流してしまうかは、自分次第です。

瞑想の恩恵を多分に受けている私自身の本音としては、まだ瞑想を実践されてない方には、是非やってほしいと言いたいところですが、気持ちが乗らなければ、無理にやろうとしなくても構いません。忘れた頃に、前にこんな瞑想の本を読んだな、と思い出すことがあるかもしれませんし、本当に必要なものは何度でもサインが送られてくるはずです。ですから、気負うことなく読み進め、気が向いたところで試していただけたらと思います。

瞑想で、自分の内側にある無限のパワーにアクセスする！

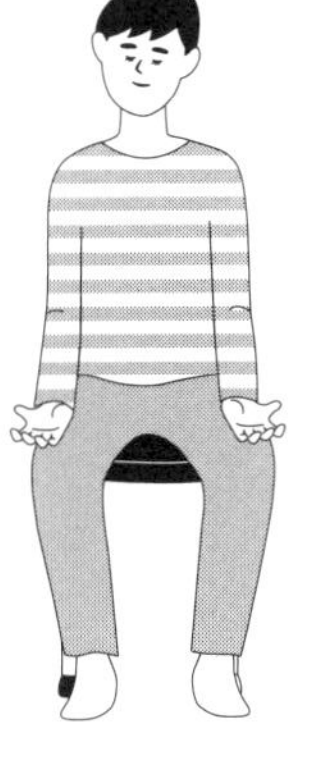

話を元に戻しましょう。瞑想をすると、なぜシンクロニシティが起こりやすくなるのか、という本題です。

原初音瞑想用の自分だけのマントラや、ソーハム瞑想、アイアム瞑想を1日2回、毎日継続していると、偶然をマネジメントしている状態が確実に増えてきます。

本書では、もちろんそのコツも多数ありますので後述します。原初音瞑想を正しく実践しているはずなのに、たいしてシンクロニシティと呼べるようなものが起きないと感じている方も是非この原理やコツを改めて認識して、実践に役立てていただければと思います。

まず「マントラって何？」という方にご説明しておきましょう。先ほど少し触れましたが、マントラとは瞑想中に使う、非言語の意味のない音（純粋な振動として存在しているもの）です。

たとえば原初音瞑想用のマントラは、３音節でできている短めの音で、音楽ではありません。その音はＣＤで聞いたり声に出したりするのではなく、瞑想中に心の中で静かに繰り返し唱えるものです。

なぜ瞑想中に非言語の意味のない音であるマントラを心の中で唱えるかというと、それは自分の考えと考えの隙間に入っていくための最も効率的な方法だからです。呼吸を使った瞑想法でも、瞑想中に心が静まっていき、日常でもある程度の瞑想効果を味わえると思いますが、原初音瞑想などの呼吸を意識しなくてもよいタイプのマントラは、より考えと考えの隙間に入っていきやすいのです。

どうして自分の考えと考えの隙間に入っていきたいのかというと、その隙間に無限のパワーが潜んでいるからです。

チョプラ博士はその隙間を解説する際に「無限の可能性」「純粋な潜在力」「純粋意識」「超越意識」「創造の源」「スピリット」「宇宙」というようにさまざまな表現を使いますが、仏教でいうところの「無」とか「空《くう》」だったり、潜在意識も無の中に含まれるでしょう。

その「考えと考えの隙間」では、すべての人々や生まれてきていない魂たち、すべての物質やまだ物質化されていないもの、すべての出来事やまだ起こっていない出来事、過去も未来も現在も、すべてのことが同時に起こっていてお互いに関連しているそうなのです。

そういった場に瞑想という時間とマントラというツールを使ってアクセスしていくと、その場に対して影響を与えることができ、その恩恵を日常に持ち帰ってくることができるわけです。

そして、現実に恩恵を受け取る時に経験すること、または受け取るためのヒントや気づきがシンクロニシティ（共時性、または意味のある偶然の一致）なのです。

考えと考えの隙間の中の特性のうち「すべてのことが同時に起こっていてお互いに関連している」というのがまさに「共時性」を言い表しています。それは、日常で、「意味のある偶然の一致」として体験するのです。

パワフルな場からの恩恵を受け取るためのヒントであるシンクロニシティに気づき、タイミング良く行動していくと、まさに偶然をマネジメントしながら願望を叶えたり、自己実現したり、生まれてきた目的に沿って導かれていくわけなのです。

COLUMN 1

原初音瞑想とは？〈シンクロニシティの理解を深める〉

原初音瞑想とは、米カリフォルニア州にあるチョプラセンターで教えられているPrimordial Sound Meditation（プリモーディアル・サウンド・メディテーション）のことで、ディーパック・チョプラ博士と、チョプラセンターを共同創立したデイビッド・サイモン博士という2人のドクターが、それまで約20年ほど実践していたインド古代からの瞑想技術を、現代の人々が簡単に実践しその効果が享受できるようにという目的で、インドとアメリカの学者たちと協業しながら、１９９６年にデザインし直した瞑想方法です。

原初音瞑想の特徴は、瞑想中に使うマントラにあります。原初音瞑想のマントラは3つの短い音節で構成されていますが、ひとりひとりが生まれた時に流れていた宇宙の音を、生年月日と生まれた時刻または時間帯という情報をもとに、数式を使って科学的に探し出し授与されます。

なぜ生まれた時に流れていた宇宙の音をマントラとして瞑想中に使うかというと、私たちの意識は生まれた瞬間に無限の可能性（考えと考えの隙間であるギャップ）から現実の世界に出現したそうなのです。ですからその音をマントラとして瞑想中に使うことにより、意識を生まれる直前の状態であるギャップ（隙間）に戻す効果があるのです。また、このマントラを通して自分の中心とつながることにより、創造の源からのサインであるシンクロニシティが起こりやすく、生まれてきた目的に沿って願望が実現したり、自己実現したり、至福と奇跡に満ちた日常を送っていくという傾向があります。

※日本では、2006年から渡邊愛子が日本初のチョプラセンター認定 瞑想ティーチャーとして「原初音瞑想講座」を開講して以来、受講者数が1200名を超えている。東京にあるボディ・マインド・スピリットの直営サロンでは定員6～8名の少人数クラスの形式で計6時間のコースが提供されており、2015年からは映像と音声で同内容を習得できる原初音瞑想講座「オンライン版」も提供されている。（詳細はwww.bodymindspirit.co.jp を【または「ボディ・マインド・スピリット」で検索してホームページを】参照のこと）

日常で恩恵を受けるのが瞑想の醍醐味

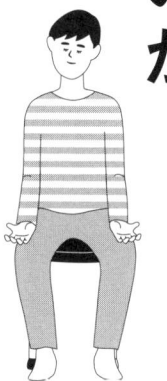

考えと考えの隙間に入っていくためのツールとしてのマントラは、「心の精密機器」または「心の乗り物」の役割を果たします。

たとえば、原初音瞑想では「自分が生まれた時に宇宙で流れていた音」をマントラとして使うのですが、その音は生年月日と生まれた時刻または時間帯の情報をもとに、正確に（数式を使って科学的に）特定することができます。

生まれる前、私たちの意識は創造の源である、パワフルな隙間の中に存在していたので、自分が生まれた時に宇宙で流れていた音を瞑想中に心の中で唱えることによって「心の精密機器としての乗り物」であるマントラが、私たちの意識を生まれる前にいた場に連れていってくれるのです。それが、一般的なマントラで瞑想していた時より、原初音瞑想の自分だけのマントラを使って瞑想し始めるとシンクロニシティの起こり方が顕著に違ってくるという人がいる秘密だったりもします。

考えと考えの隙間は「考えがないところ」ですので、その中で何か見たり聞いたり体験することはないのですが、隙間にアクセスしていたことによる恩恵が瞑想後の日常に現れて、さまざまな効果やシンクロニシティ、そして奇跡的な展開を経験するようになります。

よく瞑想中に何かを体験したり、インスピレーションを得たりするのではないかと思っている方がいらっしゃるのですが（私も瞑想を習う前はそういった印象を持っていましたが）、チョプラ博士が伝えている瞑想法はすべて、瞑想中ではなく瞑想後の日常でその効果を体験するものとなっています。私たちの日常、現実こそが、物事を顕現することができる次元だからです。

COLUMN 2

〈シンクロニシティの理解を深める〉
シンクロディスティニーとは？

チョプラ博士は私の瞑想の師匠であり、シンクロニシティにおける世界的な第一人者であるわけですが、数年前まで年に1、2回アメリカのチョプラセンターで開催されていた「シンクロディスティニー」という4日間のセミナーで、偶然をマネジメントするスキルと方法を教えていました。

シンクロディスティニーとは、チョプラ博士の造語です。直訳すると「偶然の一致による運命」という感じですが、チョプラ博士は、「偶然は事故ではなく、宇宙から我々の運命へ指針を送るシグナルだ」と言っています。

その9つの特徴をご紹介しましょう。

1 シンクロディスティニー的な出来事は、あなたが意識的もしくは無意識的に抱いた意図によって編成される。

2 そのような出来事はあなたの全人生を変え、変容させる力を持っている。

3 そのような出来事はあなたに喜びを伴った成就をもたらしてくれる。

4 すべての出来事に意味がある。

5 シンクロディスティニー的な出来事は、あなたの内側の世界と外側の世界をつなげるヒントを与えてくれる。

6 たくさんの出来事が同時多発的に起こる。それはまるであり得ないような物事たちが連携した陰謀のようである。

7 すべての出来事は因果関係を持たず、お互いに関係している。

8 シンクロディスティニー的な出来事は、非局在的な（時空間で限定されていない）意識の場で編成されている。

9 起こる出来事の意味や重要性に注意を払えるようになった時、あなたはより高い意識状態に移行していく。

8番に出てくる「非局在的な意識の場」というのが、マントラを使った瞑想でアクセスできる「考えと考えの隙間」のことです。

私がセミナーで教えてもらったシンクロディスティニー実践方法を少し説明しておきます。それは、まずマントラを使った瞑想を（一般的なマントラを使用している人は20分間、原初音瞑想のマントラを使用している人は30分間）行い、終わって目を開けた後にスートラというもの（この場合はシンクロディスティニーの原理）を読みます。原初音瞑想で使う「マントラ」は意味のない音ですが、「スートラ」は意味のある音で、暗号化された意図を含んでおり、より深い意識にアクセスするものです。スートラを使った瞑想に興味がある方は、チョプラ博士の文庫『ゆだねるということ』上下巻（サンマーク出版）を参考にされるとよいでしょう。

結果にコミットする瞑想 体験談①

「憧れていた外資系企業からヘッドハンティング！」

外資系金融会社勤務（30代・男性）

私が瞑想を知るきっかけとなったのは、もう一度グローバルなビジネスの第一線で活躍する方法を模索していた時です。

私は大学院卒業後、念願であった外資系金融の世界で働くチャンスを得ました。ところが週末祝日を問わず、朝から深夜まで働き続けたこと、またクビになるというプレッシャーを感じる日々の中で、最終的には燃え尽き症候群、もっと言えば鬱状態に近い形で会社を去ることになりました。

その後、現在の会社に移り自分の生活に余裕ができた頃、そのような激しい競争やプレッシャーの強い環境で生き残る人間と、そうではない人間の違いは何かと考えるにつれ、それは精神力なのではないかと思うようになりました。そこでストレスマネジメントを含め、自身の精神力の強化をする必要があると強く感じておりました。

そんな際にアメリカの情報を紹介していたウェブサイトで原初音瞑想を知りました。その講座に出てみると、効果はテキメンでした。今まで一般的なマントラや呼吸に意識を持っていく方法で試していた際には15分ももたなかった瞑想が、原初音瞑想では30分があっという間に流れていくようになりました。何より一番良いのは、原初音瞑想講座はいわゆる宗教的な怪しさ、さらに厳しいルールなどは全くなく、ツールとして日常生活で活用することができる、至極単純なものだったということです。

元来自分自身がストレスやプレッシャーには強くない、と自分で痛感しておりましたが、現在では朝と夕方の2回の瞑想をこなすことで、仕事のストレスやプライベートでの心配事なども「これも成長の機会」と前向きに捉えられるようになってきました。事実TED※などでプレゼンテーションされた、スタンフォード大学の研究では「ストレスは悪い面もあるが、成長の機会でもある」と捉えると体内の分泌物が変わり、結果に大きな差が出てくる、そんな研究結果が報告されています。個人的にはストレスがあっても体のトレーニング後にはすっきりしている、それに近い感覚だと思っております。一方でトレーニングは時間および体力的にも毎日するわけにもいかないので、瞑想はまさに「最も簡単にできる心のトレーニング」だとひしひしと感じております。

それに加えて原初音瞑想講座を受講してから約１週間で、さまざまなシンクロニシティを経験しました。たとえば、元々は違うお店を目指して歩いていたところ、過去に先輩とよく来たお店を思い出し、そこでランチをとることにしました。注文を終えて一緒にいた友人に、「昔、ある先輩とよく来ていたのだよね」と話した瞬間、その先輩が横を歩いていったのです。また、友人と待ち合わせの場所に同じタイミングで到着したり、連絡がほしいなと思っていた友人から連絡が来たり、信号に引っかかることも少なくなったりました。そして、正月休みで郊外のベッドタウンにある実家に帰った際も、行く先々のショッピングセンターの駐車場で目の前の車が出ていき、すぐに駐車できる、などいつもとは比較にならないほど順調に行動できました。さらに、プライベートでは少し疎遠になっていたパートナーから連絡が来るなど、物事がうまく回り出しているな、という実感を持っております。

また特大の奇跡として、学生時代に長らくインターンをし、入社を熱望しながらも最終的にチャンスを逃してしまった、外資系コンサルティング会社の日本の役員の方からヘッドハントを受けました。その当時から見れば、まさかそんなチャンスをもらえるとは思っておらず、まさにいろいろな人物やチャンスを引き寄せている、そのように感じております。

そもそも、私は理系の大学院を出て、外資系金融の世界で働くなど、最も現実的でかつロジカルな人間です。しかしここまで続くと効果は信じざるを得ません。

とはいえ、瞑想をすればすべてが薔薇色《ばらいろ》といったことばかりではありません。もちろんいやなことやストレスもあります。しかし、瞑想を始めて強く感じる効果は「物事のマイナスの面を前向きに捉えられるようになった」ことだと思います。その結果、自身の心情や行動が変わり、周囲の人間を含めて良い流れを起こせているのではないか、そのように感じております。人はやはり前向きな姿勢で人生に臨んでいる人間に惹かれていくものだと思います。その結果が奇跡を生み出すのではないでしょうか。

一方で遺伝子では説明することができない、生まれ持った人間の性格など、まだまだ科学で証明されていないことがたくさんあることは事実です。そして地球上の生き物は太陽と月の絶妙な関係で成り立っていることから、何らかの力が働いている可能性も全く否定できないとも考えています。

瞑想は心のバランスと、そんな未知の力に期待を「手放す」ことを通じて、自分自身の人生を前向きに切り開いていく、そんなツールなのでは、と考えております。今後もこのツールを使って家族やパートナーとの関係を明るいものにして、もう一度グローバルなビジネスの世界で活躍したい、そのように考えております。

※TED……教育改革者、技術の天才、医療の風雲児、ビジネスのグル、伝説的なミュージシャンといった、世界の英知の講演を主催するアメリカの非営利団体。プレゼンテーションの模様を録画した動画アーカイブ（TED Talks）がある。

結果にコミットする瞑想 体験談②

「〝食〟への新たな気づきを得て、生まれ故郷再生プロジェクトを立ち上げた」

ふるさと起業コンサル（40代・男性）

私は2015年4月に「原初音瞑想」を受講しました。以後、1日2回朝と夕方の30分、何よりも最優先事項として取り組むようになりました。

面白いことに、日常生活でまず大きく変化したことは「食生活」でした。

「瞑想の前約3時間は食事を取らないほうが良い、空腹のほうが良い」というアドバイスがありましたので、できるだけ良い環境で瞑想を行うために間食をしなくなりました。また15時間は腸を休める時間を確保することが望ましく1日1食で過ごしている著名人も多いという情報も入ってきたことから、朝を除いた昼と夜の2食という生活になっていきました。

瞑想前5月半ばに身長172㎝で約70キロあった体重は現在64キロ。身体年齢も33

歳に（実際は41歳）。

食事回数、食事量が減ったことにより「何を食べるか」「誰といつ食べるか」が重要になってきました。

特に「発酵食品」「微生物」「腸内環境」。麹菌、乳酸菌、味噌、甘酒情報などに関する情報と人とのご縁が加速度的に入ってきました。後で考えるとこの情報はシンクロの連続だったのだと思います。

「原初音瞑想」を取り入れるようになって「食」の重要性、「住環境」の重要性に対する考えが劇的にパラダイムシフトし始めたのです。

「食」「住環境」に対する重要性により、「農業」や「田舎」に目を向けざるを得なくなりました。

私の生まれ故郷は、岡山でも最も過疎の村です。

私がここ数年思い描いている願望は「生まれ育った土地と関わり、村を活性化したい」ということでした。「食」の重要性と「故郷への思い」がつながり、中学を卒業後36年間、あまり触れ合うことがなかった村や家族と触れ合う頻度が急激に増しています。

「原初音瞑想」を生活に取り入れた後、加速度的に人間関係が深まっている方々と「食」「故郷への思い」がつながり、生まれ故郷での新たなプロジェクトが泉のように湧き出し、2016年1月現在、今年中には実現しそうなところまで来ています！

その重要な役割を演じたシンクロニシティは、東京のプロジェクトメンバーに岡山まで来てもらい、村長との会議をアレンジしようと試みた時でした。村長は逆に東京出張ということで、東京で会議を行おうとしたのですがそれも不可能でした。結局、村長抜きでプロジェクトのキーマン3人と村から百キロ離れた岡山市で打ち合わせ、さまざまなアイディアを出し合って事業計画を練った帰り道のことです。なんと東京にいるはずの村長を道端で発見！　驚いて理由を伺うと、急遽戻らなくてはならなくなったとのことで、今までの村の事業計画について熱く打ち合わせした旨を話すと「お茶でもしましょう」とおっしゃってくださり、村長を交えて会議を行うことができたのです！

原初音瞑想を始めてちょうど半年。半年前とは全く違う環境を作り出すことができています。

「食」への概念が変わったことのシンクロニシティ。

「食」からさまざまな情報、故郷を活性化するためのご縁をいただいたシンクロニシティ。

故郷でのプロジェクトが神がかり的なスピードで進んでいるシンクロニシティ。

2016年を迎えて、毎年元旦に私は1年の目標設定をするのですが、今年はあえて行いませんでした。目標で描くよりも早いペースで、しかも自然体で無理のないペースで物事が進んでいます。

どんな成功哲学、どんな理論よりも「原初音瞑想」は究極の引き寄せ・シンクロニシティを実現する、最強の願望実現ツールだと私は確信しております。

第2章

瞑想で現実に結果を出すために重要なこと

瞑想の効果を200%モノにする8つのポイント

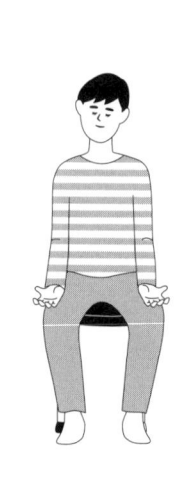

本章では、第3章の実践に入る前に、知っておいていただきたい「偶然をマネジメントして現実に結果を出す」ための瞑想の重要なポイントを解説していきます。
先にまとめると、この8つです。

① 1日2回瞑想する
② 着実にほしいものを引き寄せる意図と願望リストを作る
③ 瞑想前に3つの質問を投げかける

④シンクロニシティ（偶然の一致）に気づいたら即行動！
⑤手放す
⑥不確実性を楽しむ
⑦流れに乗る
⑧グループ瞑想の機会をできるだけ持つ

①～③は、第3章でもご紹介する、偶然をマネジメントする瞑想のためには外せない項目です。
④～⑧は、瞑想を実践していく中で、日常で体験するであろう顕著な現象であったり、よりシンクロ率をアップし、願望を叶えていくための大切なポイントになります。

① 1日2回瞑想する

偶然をマネジメントするには、1日2回の瞑想が基本となります。私もそうでしたが、瞑想をしていなくてもシンクロニシティが起こりやすいほうだったり、運がいいことが多かったりする方もいらっしゃると思います。それでも、願望実現に向けた高次元からのヒントであるシンクロニシティを日常茶飯事的に経験し、常に良い流れの中にい続け、好運が当たり前の日常にするには、やはり瞑想は欠かせないでしょう。

原初音瞑想の実践者のうち1回30分・1日2回の瞑想を毎日欠かさず行っていて後述する重要ポイントを押さえている方々は、偶然をマネジメントしている状態をキープしていることが近況をうかがうたびに分かります。1回30分だけれど1日1回の方々は、瞑想の効果をある程度享受できていて、タイミングの良さやシンクロニシティも経験されているようですが、偶然をマネジメントしている状態にはなっていないように見受けられます。

原初音瞑想の開発元であるチョプラセンターも「1日に1回しか瞑想できない場合は、瞑想の効果をフルに味わうことができません。瞑想の効果を最大限に引き出してもらうためにも、1日2回の瞑想を勧めています。それでもあなたのスケジュールが許す限りでしか実践できないでしょうから、1日1回の瞑想でも、全くしないよりは良いでしょう」と言い切っているのです。

瞑想の効果は日常で味わうものなのですが、その効果は意外と長続きしません。賞味期限でいえば「その日のうちにお召し上がりください」という表示になってしまうと思いますが、朝に瞑想すればその日1日効果が味わえますし、瞑想しなければ効果がないという感じなのです。ただし1日2回の瞑想を毎日続けていると**「効果が蓄積していく」**というボーナスポイントがあり、これは私たち実践者が経験しているだけでなくチョプラセンターも明言していることなのです。

最小限の努力で願望が叶い出す

「瞑想の効果が蓄積していく」とはどんな感じかというと、効果の数々（ストレス軽減、疲れにくい体、集中力、平常心、効率化、直感力、タイミングの良さ、願望実現、創造力、良好な人間関係、安心感、至福感）が、それぞれグレードアップしていくということもありますが、特にシンクロニシティに関しては、偶然の一致の起こり方が単発的ではなく、偶然に偶然が重なり合って願望の実現に向けて物事がアレンジされていくというような状態になります。まさに偶然をマネジメントするわけです。そこには瞑想によって研ぎ澄まされた直感と予知能力も介在していて、決断スピードも速くなり、絶妙なタイミングで行動していくようになるのです。

思いがけない出会いやチャンスで願望が実現していく道のりは、最小限の努力で済むことも特徴で、シンクロニシティに遭遇するたびに嬉しい驚きを感じながら、楽しく進んでいくものとなります。これに味をしめると、このような状態を常に維持したいと思うので1日2回の瞑想が苦にならなくなるどころか、その楽しみのため時間を投資したくなります。投資対効果が高いことが分かるので、喜んで投資するわけです。

原初音瞑想を習っていない方は、第3章でご紹介する「ソーハム」や「アイアム」という一般的なマントラを使った瞑想を実践してみましょう。

②着実にほしいものを引き寄せる意図と願望リストを作る

1日1回の瞑想でもシンクロニシティを体験するようになると思います。そして1日2回瞑想していると、それが起こる頻度が増えてシンクロニシティが起こるのが当たり前のようになってくるのですが、「偶然をマネジメント」するために欠かせないのが「意図と願望」です。実践方法としては、あらかじめ自分の意図と願望を書きだしておき、その一覧を瞑想する直前にサッと目を通します。あとはその願望のことは忘れて（手放して）瞑想中はマントラに戻るということを繰り返していくだけです。

このようにシンプルな行いですが、これをやっているとやっていないとではシンクロニシティの起こり方が全然違ってくるのです。意図と願望リストに目を通さずに瞑想していると、日常で経験する偶然の一致はタイミングが良いとかラッキーな出来事程度だったりしますが、意図と願望リストに目を通してから瞑想していると、起こる出来事が「意味のある」偶然の一致となっていき、自分の願望を叶える方向で人々や物事が引き寄せられてきます。まさに引き寄せ効果が抜群です。

そして先ほども述べましたが、1日2回瞑想していると意味のある偶然の一致が単発的ではなく、連続的に偶然同士が重なり合っていき、奇跡的にというのか神がかり的にというのか、あり得ない方法で大きな願望が叶ってしまうということが起こってきます。

なぜこのようなことが起こるかというと、私たちは普段、自分の願望すべてを意識しているわけではありませんが、**瞑想の直前に「意図と願望リスト」に目を通すことによって、意識にのぼらせることができます。**そして瞑想中に考えと考えの隙間にちょこちょこ入っていくわけですが、前述したように考えと考えの隙間はすべてのことが同時に起こっていてお互いに関連している場です。

「すべてのこと」とはすべての人々、物質、出来事、まだ起こっていない出来事、まだ物質化されていない可能性だけの状態、過去も未来も現在もすべてです。そのような場にアクセスしていく際に、自分の意図と願望の種を投げ入れているような状態になるので、その種が育って花が咲いて実っていくために必要な人が現れたり、必要な出来事が起こったり、お金やものなどの物質がもたらされたり、というような不思議なことが意味のある偶然の一致として起こってくるのです。そのシンクロニシティは「こっちだよ」という道しるべであり、「この道で合っているよ」という確認の合図でもあるので、行動を選択していく上での判断基準にもなっていきます。

ほしい金額は「〜円以上」と設定する

意図と願望リストの作成方法にはコツがあります。まずはよく言われていることですが、**願望は明確に、詳細に、断定的に書きます。**「〜になりますように」よりも「〜になる」「〜になっている」といった形です。たとえば、収入や売上などのお金に関する願望であれば、「〇十万円以上」というように **「以上」をつけるのを忘れないで**ください（設定すると設定した通りになってしまうことが多いので、せっかくですから少し欲ばりになってみましょう）。

「願望」と、それを叶える「意図」はセットで書く

そして、単なる「願望リスト」ではなく「意図と願望リスト」となっていることが大事です。

願望を叶えるために「意図」を上手に使っていくのですが、やり方は簡単です。意図と願望リストを作成する際に、自分の願望と並列で良いので意図も書き出していきます。意図というのは、たとえば願望が「月々〇十万円以上の収入がほしい」だとしたら「なぜそう願っているのか」という理由のことです。その意図は「家族全員で不自由なく暮らしたいから」かも知れませんし、「自己実現のために生活費だけでなくセミナーに参加したりしてスキルを身につけたいから」かも知れません。何にせよ、願望が物質的なものだったとしても、意図は自分や周りの人の幸せにつながる良いものであることが多いのですが、**「良い意図」は全体からの応援が得やすい**、つまり叶いやすくなります（考えと考えの隙間は「すべてがつながっている場」でしたね。全体とはその場のことを言っています）。

また、意図を明確にしておくと、願望としても設定していなかった思いもよらない方法で叶うということも多々あります。頭で考えることには限界があって、それまでの自分の知識や経験の中から「これが実現したら、この意図が叶うだろう」と想定して願望を抱くわけですが、無限の可能性の場を活用していくと**自分の想像の域を超えて、あり得ない方法で意図が叶っていく**のです。

どんなに小さな願望も残らずリストアップする

では、下手に願望など持たずに意図だけ設定しておけば良いのでしょうか。それでも機能すると思いますが、叶う必要のない願望は叶わない傾向がありますので「下手な鉄砲も数撃ちゃ当たる」という軽い気持ちで、思いつく願望はすべてリストアップしておくと良いでしょう。

実際にチョプラ博士も「願望は、どんな願望でも叶えていってください」とアドバイスしています。よく「低レベルな願望でも抱いて良いのでしょうか」と質問される方がいらっしゃいますが、どんな低レベルな願望だと思っていても、願望としてあるのであれば意図と願望リストに加えて瞑想前に目を通しましょう。

確かに願望にはレベルがあります。最も低いレベルの願望は「み…水をください……」というような生存欲求です。水を飲んで満たされると、次は「何か食べ物を……」となるかも知れませんね。両方満たされると、今度は自分で水や食べ物を確保して困ることがないようにしたいという安全欲求に変わるかも知れません。「お金持ちになりたい」と願ってがむしゃらに働いた結果、実際にお金持ちになった暁には「人の助けになりたい」と感じて寄付し始めるかも知れません。そのように、どんな願望でも叶うと自然に願望のレベルが上がってくるので、自分で「低レベルだから」と判断して押し込めずに、自由にどんどん願いを叶えていけば良いのです。

願望は自分軸で書く

では悪い意図や他人を貶《おとし》めるような願望はどうなるのでしょう。まず人をどうこうしょうという願望は叶いません。**自分がどうなりたいか、どうありたいか、という自分の願望でないと叶いにくい**のです。もし家族や大切な人により良くなってほしいという願望があるのであれば、その大切な人がより良い状態になることによって自分は安心や幸せを感じるというような、**自分軸の願望を設定**すれば叶いやすいでしょう。また仮に悪い意図を持っていたとしても、瞑想を日課にしているうちに消え失せてしまうでしょう。自然に意識レベルが上がってきてしまうので、他者に対する悪意などのネガティブな感情は薄れていき、ポジティブな感情や物事の捉え方に変わっていくはずです。

願望成就の期限は区切らない

ここでひとつだけ多くの願望実現方法と異なる点があります。

チョプラ博士はあらゆる願望に対し、「期限だけは切らないほうが良い」とアドバイスされています。
理由はひとつひとつの願望に、それぞれ自然に花が咲く時期が決まっているので、その時期を阻害しないほうがより叶いやすいし、ベストなタイミングで叶うからだそうです。確かに私も瞑想とシンクロニシティで願望を叶えてきた過去10年間を振り返ると、頭で考えた「いつまでにこうなってほしい」という時期があっても、それを手放しておくと本当にベストなタイミングで叶ってきたことが分かります。それはもし自分が設定した時期に無理やり叶えたとしても、きっと芳しくない結果だったろうなということが後から振り返ると分かることが多かったのです。

しかし、これは何かの実現を願っている本人には難しい注文です。できるだけ早く叶ってほしいですし、だいたい「いつまでに」実現してほしいというイメージがあるものです。ただしこういった期限設定は自分が想像できる範囲内の制限された考えがベースになってしまっています。たとえ無理をして期限通りに実現したとしても、時期尚早であったり、中身が伴わない実のないものになっていたり、副次的な望ましくない出来事を引き起こしてしまったり、ということがあるかも知れません。

「期限を区切らない」というのは難しいことではあるのですが、いつ頃に叶ってほしいというイメージがあったとしても、いったん時期に関しては手放して、ベストなタイミングで叶うであろうことを信頼し「委ねる」感覚でいることが大事です。そうやって時期に関するこだわりがなくなると、自然と「今、行うべき重要なアクション」が見えてきたり現れたりして、そのことに集中しているうちに最善の結果につながっていくという状態になるでしょう。

③ 瞑想前に3つの質問を投げかける

意図と願望リストにサッと目を通したら、瞑想に入る前に問いかけておくと良い、パワフルな3つの質問があります。

「私は誰？」
「私が本当に望んでいるものは何？」
「私の人生の目的は何？」

これらの質問は、ただ問いかけておくだけで、その場で答えを得るものではありません。瞑想前に問いかけておくと、瞑想後の日常でその答えがメッセージや出来事として現れてくるという特徴があるのです。

「私は誰？」という質問は、最も深淵《しんえん》な質問です。実は一生をかけて答えを得ていくものでもあり、答えはひとつではありません。

しかし、自分は何者かという問いに対するシンプルな答えであり、真実を言ってしまうと、それは「私は無限の可能性である」となります。

真の自分は無限の可能性であるので、瞑想直前にこの問いかけをしておくと、自分の潜在能力が引き出されて、日常において自分も知らなかった能力や性質が顕現してくるのです。自分で自分を制限していた枠が、どんどん外れてくるのですね。

次の「私が本当に望んでいるものは何？」という質問は、意図と願望のうち「意図」を掘り下げていくもの、また自分の深いところにある「意図」を掘り出してくることになります。

先ほど「良い意図」は叶いやすいとお話ししました。私たちは無意識にさまざまな願望を抱いているわけですが、実はそれらの願望は、自分の深いところにある意図に沿って発生してきています。それに対し、たとえば表面的で、自分のエゴを満たすだけの願望などは、叶いにくいという特徴があります。

瞑想前にこの質問を投げかけておくことによって、自分の深いところにある意図に意識的になり、その意図と願望が結びついてくると宇宙全体の応援を得ながら楽に叶っていくという状態になってくるのです。宇宙全体の応援を得ている時の特徴は、恵みがもたらされる恩寵を経験し、すべてがスムーズで、その道のりは楽しく喜びに満ちているといったものです。

最後の「私の人生の目的は何？」という質問は、自分の意図と願望をさらにパワフルな原動力と結びつけてくれるものです。

人生の目的とは、自分が生まれてきた目的です。私たちは目的を持って、かなり綿密に計画してこの世に生まれてくるといわれています。深いところにいる自分はこの目的を達成しようとしているわけです。

瞑想前にこの質問を投げかけておくと、意図と願望が自分の生まれてきた目的に沿ってくるようになり、自分の深いところにある原動力がフル稼働して願望が叶いやすくなってきます。その原動力がフル稼働すると、全体との連携を指揮するようになり、全体からの応援も組織立ってきて、すべてがお膳立てされているような感覚を得ることと思います。そして、生まれてきた目的に沿うよう導かれるようなシンクロニシティを経験していくことでしょう。

④シンクロニシティ（偶然の一致）に気づいたら即行動！

偶然をマネジメントしていく上で、タイミング良く行動を起こすことも、かなり重要なポイントとなります。偶然の一致に気づいても、そこで何も行動しなければチャンスを逃したり、次への展開が遅くなったりするからです。

ここで「遅くなる」と言ったのは、自分の願望実現に向けて全体からの応援を受けていろいろな物事がアレンジされてくるのですが、ひとつのチャンスを逃したとしてもまた別のプランが発動し、違う形でまた偶然の一致というヒントとともにチャンスが巡ってくるからです。ただしかなり手の込んだアレンジになってしまうので次までに時間がかかってしまうという難点があります。

ですから、**最初のチャンスで即行動**を起こしていくのが断然お勧めです。ただし自分ではそれを「チャンス」と思わないかも知れません。ただ単に偶然の一致が起こるだけです。よく分からなくても、偶然の一致が起こった時に何かしらの行動を取っておきます。たとえば偶然ある人と出くわしたら、声をかけておく、連絡先を交換しておくなど。つい最近ふと思いついたことや考えていたことが、テレビやラジオ、本や人の口から「キーワード」として耳に入ったり目についた時、そのことをすぐに調べてみるなどということです。

自分の意図と願望を設定していて、日々瞑想を実践していれば、その願望の実現のためにあなたを導くヒントとして偶然の一致がきっと起こってきますので、それを見過ごしていてはもったいないのです。このことが一体どのように次につながるのかなど、頭で考えることはひとまず横に置いておいて、とりあえず気になったことがあったら、何か行動しておくと良いでしょう。その結果は、全くあり得ない方法でアレンジされてきます。自分の想像の域を超えているものですから、あれこれ願望を実現するためのステップやプロセスを考えても無駄になってしまうのです。

⑤ 手放す

瞑想の効果を利用しながら願望を実現していく上で、重要になってくるのが「手放す」ことです。

これはチョプラ博士の名作『富と成功をもたらす7つの法則』（角川書店）の第六の法則にもなっているぐらいの成功法則の鉄則です。

それでも「手放す」ことがとても難しいと、多くの方からよく相談を受けます。あることを強く願っていると、なかなかその願望を手放すことができないものですね。

多くの方が勘違いしているのは、「願望」そのものを手放すと考えていることです。願望はしっかり持ち続けつつも、それがどう叶ってほしいとか、どういうふうになるだろうと予想するといった、プロセス・過程を手放すのです。

私たちはあることが叶ってほしいと願うと、それを実現するには「こうやって、こうなって、こういう方法で」と想像したり計画したりしがちです。ただそれは自分が想像し得る範囲内のことであって、かなり制限されたものである可能性が高いのです。そのように制限された願望実現の過程（自分で想像した範囲の願望実現に向けたステップ）に固執してしまっていると、それ以外のことが起こっていても気がつかずに見過ごしてしまいます。

ですので、その願望がどのように叶うのか、その方法や過程について手放してしまうことが賢明です。いうなれば**全体が手配してくれることに対して「お任せ」状態でいい**のです。自分はゴールだけ設定しておき、その道のりは起こる偶然の一致をガイド役にして辿っていくと、自分の想像をはるかに超えた思いがけない方法で達成することでしょう。

⑥ 不確実性を楽しむ

瞑想を習慣にしながら、願望が実現するプロセスを手放し、期限も設定しないでいると、あらゆることが不確実な状態の中で過ごすことになるかも知れません。

これまで目標を設定して、それを達成するための綿密な計画を立てて、1日のアクションアイテムをこなし、その積み重ねで目標を達成していくという計画的な日々を過ごしていた方には、居心地の悪い状態かも知れません。もし計画を立てて実行し、それで万事うまくいっている場合はその方法を続けていかれると良いと思います。それでも、もしその従来のやり方に行き詰まりを感じていたり、変わりたいと願っていたり、不思議な力を活用できる面白い世界があるなら体験してみたいと思う場合は、瞑想を試してみる価値は大いにあるでしょう。

何といっても、意図と願望を設定し、1日2回瞑想するだけのことです。そして、日々瞑想しているとシンクロニシティ以外にもさまざまな瞑想の効果（ストレス軽減、疲れにくい身体、集中力、平常心、効率化、直感力、タイミングの良さ、願望実現、創造力、良好な人間関係、安心感、至福感など）を味わえるわけですが、予感や予知能力といった見通す力も備わってきます。そうすると、安心感や至福感などとも合わさって、不確実な状態の中でも心地良く過ごせるようになるものです。

COLUMN 3

〈シンクロニシティの理解を深める〉
不確実性こそ成功の確実なプロセス！

一般的に、多くの人は「安定」を求めるものです。不確実性や不安定というのは、なるべく避けたいと思っている人も多いでしょう。しかし、瞑想をしていると不確実性や不安定というのは、チャンスであり、より面白くなっていくための扉のようなものに思えてくるから不思議です。自分の中に、瞑想効果が蓄積されることで、不確実性そのものをいつの間にかポジティブに捉える自分に出会えるでしょう。

「不確実性」についてはチョプラ博士の『富と成功をもたらす7つの法則』（角川書店）の第六の法則「手放す」の章で詳しく説明されていますが、オリビア・ニュートン＝ジョン主演のドキュメンタリー映画『富と成功をもたらす7つの法則』（ディーパック・チョプラ　プレミアムDVD－BOX〈TSUTAYAビジネスカレッジ〉）の中では以下のように語られています。

「不確実性の英知の中で、隠れた目的が自ずと道を辿ります。何かを実現したいと願う時は、力を抜いて不確実性の英知に身を置くことです」

「不確実性には純粋な創造性と想像力が満ちています。不確実性とは、いつ何時でも未知なる領域へ飛び込むこと。不確実性は創造力と自由と進化の土台であり、何でも望むものを創造できるのです」

「未知なる領域にはすべての可能性が潜んでおり、常に新たな創造を待ち受けています。あなたは不確実性の中であらゆる可能性に接し、正しい道を見出します」

「瞑想する魅力は、そこにある知性と組織力のパワーです。その力を信頼すると、不確実性への怖れが完全に払拭されるのです。不確実性の英知の中で既知の物事から解放され、未知なる領域に踏み込み可能性の場に接します」

「不安または不確実性の英知の中に問題の解決策はあります。不確実性の英知とは物事を流れに任せ、時間の制約を作らないこと。すべての瞬間を興奮と冒険と謎に満ちた人生にすればいいのです」

「結果を委ねれば不確実性の英知が得られます。そこにはさまざまな機会が潜んでいて、あらゆる状況がチャンスの種となります。不確実性は答えが現れるまでの一時的な状態に過ぎないのです」

瞑想を続けていると、不安や心配を抱えること自体が減ってくるものですが、心配症だったり、不安を感じやすいという人は、時折この言葉を読み返してみるといいでしょう。

⑦ 流れに乗る

偶然をマネジメントしていく上で「流れに乗る」ということも重要なポイントです。既に偶然の一致に気づいたら即行動し、手放し、不確実性を楽しめるようになっていたら、流れに乗るのはごく簡単なこととなるでしょう。なぜなら、良い流れが来ているのにすぐに行動できなければその流れをやり過ごすことになりますし、もう流れの中にいるのに何かを手放せずしがみついていればそこでとどまってしまいますし、流れていった先に何があるのか確実に分からないからといって踏みとどまっていては流れに乗れないからです。

偶然の一致を追っていくだけで流れに乗っていくことはできますが、その他の判断基準としては**「タイミングが良い」「スムーズ」「心地良い」「楽しい」**ということがあります。流れの良いほうを辿っていったり、あまり頭で考えずに、どう感じるか（心地良いかどうか）で物事を選択していくと良いのです。チョプラ博士も、心臓は感じて考える臓器で直感的、創造的に考えてくれるので、心臓のあたりの感覚を羅針盤として使うよう勧めています。心臓のあたりが心地良く感じればそちらの方向に進み、不快に感じるならそちらには進まない、というように物事を選択する時の参照ポイントにすると良いそうです（これに関してはチョプラ博士の『宇宙のパワーと自由にアクセスする方法』〈フォレスト出版〉に書かれています）。

あとは**「楽なほう、楽なほう」に流れていくこと**です。日本人は特にそうなのかも知れませんが「頑張る」ということを美徳として小さい頃から教えられてきましたし、頑張ることが良いことだというような文化があります。ですので「楽をしてはいけないのではないか」「困難は乗り越えなければならない」というような感覚が染みついてしまっている可能性があります。しかし本来、自然な流れとは楽なほうに流れていくものです。何か障害が立ちはだかるということは「そっちではないよ」という合図であり道しるべですので、そこで方向転換をして流れが良い道を選び直して進んでいくというのが、流れに乗っていくコツです。

実際に、私も仕事は流れの良い案件だけを進めるようにしています。本の出版でも、セミナーでも、新事業でも、移転でも、うまくいったことを振り返ってみると最初から展開がスムーズで、速いものです。必要なものや人（キーパーソンや協力者たち）が瞬く間に現れ、お金の心配をする必要もなく、スムーズに物事が進んでいきます。時々（1年に一度ぐらい）頭で考えて強引に物事を推し進めてしまうことがあるのですが、そういう時は「ヒト、モノ、カネ」すべてにおいて苦労してしまい、何とか実現することはできても結果は芳しくありませんでした。

新しいアイデアを思いついたり、何かをしようと閃《ひらめ》くのも「思考」には変わりありませんが、ちょっと行動に移してみた時に「流れが良いかどうか」を感じ取ってみて、流れが良ければ進めるし、流れが良くなければ保留するようにしていると、とても効率よく時間を使うことができます。努力したとしても進まないものに時間を割かなくなるからです。そして保留しておいた案件も、すべてが整った時にはまた流れが良くなりますので、そのタイミングで一気に推し進めていくと効率よく物事が実現できて、その結果もより良いものとなるでしょう。

⑧グループ瞑想の機会をできるだけ持つ

偶然をマネジメントする方法は、意図と願望を設定して1日2回瞑想することですが、それをさらにパワーアップさせる方法はグループ瞑想の機会をできるだけ持つことです。

瞑想は、ひとりで孤独に行うイメージがあるのですが、実は**複数の人々と一緒に瞑想するとより深くなる**という特徴があります。

これは2人以上でもそうなるのですが、5人、10人、100人、1000人…と人数が多ければ多くなるほどパワフルで深い瞑想となります。一緒に瞑想をするとお互いの集合意識にアクセスしていくのですが、そこで結束力のようなものが生まれ、お互いにポジティブな影響を与え合うようなのです。

夫婦同士、仲のいい友人同士、仕事仲間など、5分でも10分でもともに瞑想する機会が持てると瞑想によるシンクロ率はよりパワーアップするでしょう。

私もよく「瞑想会」というグループ瞑想の場を設けているのですが、そこに参加した方々が、その後の日常でまさに偶然をマネジメントしている状態になって願望が実現したというご報告を受けることが多々あります。

また、グループ瞑想は対面でなくても遠隔で、つまりその場にいなくても参加することができます。瞑想会などの瞑想開始時間が分かっていれば、その時間から自分も瞑想をスタートさせれば良いですし、仲間内で時間を合わせて一緒に瞑想するのも良いでしょう。特に合図も要らなくて、単にその時刻から瞑想を始めるだけ。遅れて参加しても全く構いません。

私の会社ボディ・マインド・スピリットでは、2016年3月1日から表参道で「グループ瞑想カフェ」というサービスをスタートしています。朝は7：30〜、9：00〜の回、夕方は15：30〜、17：00〜、18：30〜、20：00〜の回というように分かれていて、都合の良い時間枠に参加し、セルフサービスで好みのハーブティーを淹《い》れている間に私の瞑想インストラクションと誘導の音声が流れ、その回で一緒になったメンバーと30分間のグループ瞑想をして、残ったお茶はテイクアウトできるというようなイメージです。原初音瞑想の受講者でなくても参加可能です。

その「グループ瞑想カフェ」の開催日時を常にウェブサイトで公開していますので、遠方の方々もその開始時間をチェックし、タイミングが合う時は遠方でグループ瞑想に参加されてみると良いと思います（www.bodymindspirit.co.jp）。

また、フェイスブックの中で「グループ瞑想コミュ」という公開グループを作っています。そこには私自身の夕方の瞑想開始時刻を投稿していますので、タイミングが合う方は一緒に瞑想しましょう。瞑想のリマインダーとしてもご利用いただいているようですし、ご自身の瞑想開始時刻をコメントとして書き込んでおくと、タイミングが合う方々が一緒に瞑想してくれるというお楽しみがあったりします。また、全国に点在している瞑想ファシリテーターの皆さんも瞑想会の告知をしていますので、お近くで対面のグループ瞑想を体験できるチャンスにも巡り合うことでしょう。

COLUMN 4

〈シンクロニシティの理解を深める〉

月のリズムを意識して瞑想をする

偶然をマネジメントする瞑想ですが、ここで自然の力を借りた面白い方法をご紹介します。

流れを良くしたり物事の具現化を加速させたりするコツとして、「月」のリズムと同期していくという方法があります。

たとえば世界中で使われている通常のカレンダー（グレゴリオ暦。日本は明治5年に採用）ではなく、1か月が「新月」から始まる旧暦（太陰太陽暦）や、月の暦を使うようになるとシンクロニシティが日常的に起こるようになるという特徴があります。

地球上の生きとし生けるものの生体リズムは月の満ち欠けと同調している

ことはよく知られていると思います。人間も自然界の一部ですから、暦などを使って月のリズムを日々意識することによって全体と同期する（シンクロニシティが起こる）ようになるのです。

単なるジンクスとして片づけることもできますが、実際に新月と満月のタイミングというのはエネルギー的にも「意図や願望」を考えと考えの隙間に放ちやすい時です。新月と満月のタイミングで大潮になりますが、その時の地球全体を俯瞰《ふかん》すると海水が月と宇宙に向かって最も引っ張られている状態で、体の約70％が水でできている私たちも同様に引っ張られていますので、私たちの意図や願望もそちらの方向に投げかけやすいわけです。

願望リストを活用した瞑想を行っている場合、特に「新月」と「満月」の日は新月になる時刻、満月になる時刻を意識して実践していくと良いでしょう。

新月は、その日に計画したことや着手したことが、満月に向けていち早く実現していく傾向があります。短期の願望を改めて書き出してから瞑想してみると、その恩恵を受けられるようです。

基本的には、新月になった時刻から8時間以内に10個以内の短期的な願望を書き出しておき、その日の朝か夕方の瞑想直前に目を通すというシンプルなものです。翌日からはいつもの「意図と願望リスト」に戻ります。

新月の願い事リストは満月の日にビリビリ破いて捨てることを推奨している方もいらっしゃいますが、逆に新月の願い事のノートを作って記録を残していくことを推奨している方もいるので、自分の気持ちが向くほうで良いでしょう。

満月の日は、月が満ちる強力なパワーを活用します。満月になる時刻を意識し、満月になる前でもなった後でも良いのでそのタイミングに一番近い瞑想の前に、直近1～2か月で叶ったこと、できるようになったことなどを思い出してリストアップし、感謝の気持ちを想起してから瞑想に入ります。満ちるパワーは豊かさをもたらすエネルギーですので、その後の日常でも感謝するような**物事**をさらに引き寄せるようになるでしょう。

月	日付	時刻
満月	2016年3月23日(水)	21:01
新月	2016年4月7日(木)	20:24
満月	2016年4月22日(金)	14:24
新月	2016年5月7日(土)	04:30
満月	2016年5月22日(日)	06:14
新月	2016年6月5日(日)	12:00
満月	2016年6月20日(月)	20:02
新月	2016年7月4日(月)	20:01
満月	2016年7月20日(水)	07:57
新月	2016年8月3日(水)	05:45
満月	2016年8月18日(木)	18:27
新月	2016年9月1日(木)	18:03
満月	2016年9月17日(土)	04:05
新月	2016年10月1日(土)	09:11
満月	2016年10月16日(日)	13:23
新月	2016年10月31日(月)	02:38
満月	2016年11月14日(月)	22:52
新月	2016年11月29日(火)	21:18
満月	2016年12月14日(水)	09:06
新月	2016年12月29日(木)	15:53

新月・満月の時刻表 最新2016年度3月～12月(参考資料:国立天文台)

結果にコミットする瞑想 体験談③

「ソーハム瞑想を習慣にしてから、2年間に会社を5社設立、計7社の経営に関わり引く手あまたの状態に！」

広告会社経営（40代・男性）

私は2003年に福岡で広告会社を創業しました。

地縁・血縁・資金もない状態、今思えば怖いもの知らずのなせる起業でした。当たり前ですが当初は仕事も少なく、必死で営業をしてクライアントを開拓しました。

大切なクライアントに対するコンサルティング技術向上のために、いろいろな分野の本を濫読していました。起業から7年が経ち業績も少し安定してきた2010年頃にチョプラ博士の著者『富と成功をもたらす7つの法則』（角川書店）、『ゆだねるということ』（サンマーク出版）を読んでからは瞑想に興味を持ち、チョプラ博士の本ではありませんが瞑想に関する本、たとえば、ヴィパッサナー瞑想の本やクリシュナムルティの著書なども読みました。

「瞑想中に答えを求めず、期待を手放す」

いろいろな本を読む中で、瞑想は悟りを開くための特別な修行と思っていた私の意識が変わり、自己流で瞑想を始めました。

しばらくは気がついた時に瞑想してみるといった程度で、本で読んだいろいろな瞑想を試してみました。

ゆっくりと時間のとれる休日の朝・夕方に10分程度の瞑想をしてみると確かに少しストレスが減ったかな？　良く眠れるようになったかな？　と思うようになりました。

その時にすぐに自分では気づきませんでしたが、実は変化が起こっていました。

ひとつは健康状態です。以前は仕事が忙しくなると体調も優れず、よく風邪を引いていましたが、この頃から睡眠時間が少なくなるくらい忙しくなっても心身ともに安定して健康といえる状態になりました。

2011年3月、東日本大震災により信頼していた取引先が倒産する事態になりました。多額の売掛金と貸付金が回収不能になり、順調だった会社運営が一気に危機的な状況に追い込まれました。当時、多くの人が感じていた自然に対する無力感も加わり大きなストレスを抱えた時期がありましたが、ここでも瞑想が大きな支えになっていました。少しすると新たなクライアントの獲得や2社めの業績アップなどもあり、会社も安定した状況に戻りました。そしてさらに仕事が忙しくなりましたが、自分でも体調の良さを実感し始めていたので何とか時間を作って、ほぼ毎日、自分自身で一番しっくりくるソーハム瞑想をするのが習慣になりました。

考えと考えの隙間（ギャップ）に入る感覚が分かってくると、20分程度の瞑想が自然になりました。この頃からは自分でもはっきりと分かる変化が現れ始めました。

一番最初に自覚したのは精神状態です。ほぼストレスを感じなくなりました。もちろんトラブルは起こるのですが、「くそっ！」とか「なんで！」と思うことはあっても、素早く対処して、すぐに忘れます。

仕事上での経験値が増えて余裕が生まれたこともありますが、常に平常心でいることができるようになりました。根拠のない安心感を持てるようになりました。

「答えは常に自分の中にある」という真理が分かってくるので、迷わずに決断（即決）ができます。その結果、仕事の効率が飛躍的に向上しました。仕事だけでなく、家庭も円満になります。

クライアント、ビジネスパートナー、社員に恵まれ、出会った方のご縁で新しい事業のお話をいただき、東京や海外での仕事も増えました。

さらに事業拡大に合わせた見事なタイミングで銀行から融資を受けることもでき、この2年間で新たに設立した会社は5社、計7社の経営に関わることになりました。

現在は4社の代表取締役、その他3社の取締役を務めています。

原初音瞑想講は2015年12月に受講しました。

20分くらいの呼吸の瞑想に慣れていたので、マントラを使ってしっかり30分行う原初音瞑想に初めは少し違和感がありましたが、すぐに慣れました。

そして感じたのはソーハム瞑想とは違う深さの感覚です。

さらに始めて1週間くらいからは全身でマントラを振動として感じることができて、深くギャップに入った実感がありました。具体的には30分間があっという間に感じます。こうなると1日2回の瞑想が楽しみになります。

その結果、仕事上ではすべてがさらに加速し、テンポアップしています。少し前では考えられないような大きなプロジェクトに参加できたり、自分の計画より早く事業が進んでいくことが多くなりました。たとえば、別々に立ち上げていたプロジェクトが共通の人脈につながり共同プロジェクトに発展していったりします。冷静に考えると不思議なことですが、今の感覚ではシンクロすることが普通になっています。まるで1・5倍速の動画を見ているような感覚です。

忙しいですが、やっている仕事・動きのすべてが無駄でない！　と確信しているので、大変充実した毎日です。

瞑想する。ただ観察する。分析・評価・判断しない。

判断することが日常での大切な仕事である経営者にとっては結構難しいことです。

しかし1日2回、約1時間程度の瞑想でこれだけの変化が起こるのです。私は自身の経験から、すべての経営者・ビジネスマンにお勧めします。

結果にコミットする瞑想 体験談 ④

「希望の土地に異動！仕事のスランプから脱出できた！」

リクルートメント・コンサルタント（40代・女性）

私は10年以上キャリアコンサルタントとして仕事をしています。今まで軽く1000名を超える皆様と、仕事のこと以外でもその方々が大切にしているものや、人生観や価値観に軸を置いてお話しすることを大切にしてきました。

しかし、1年半ほど前から思いがけないスランプになり、何をしてもうまくいかないという日々が続きました。それまで得意であった直感や閃きによる判断も鈍り、頑張って努力しても、少しずつ歯車が食い違い、空回りしてしまう……という状態でした。職場の人間関係にも疲れてしまい、さらにプライベートでも、仲の良かった友人とコミュニケーションの行き違いで傷つけ合ってしまうなど、ネガティブスパイラルはどんどん加速していきました。

人のキャリアコンサルティングの経験は豊富なくせに、自分自身のことは分からないまま辛い状況が続き、だんだんと自信もやる気も失い、そして、とうとう仕事を辞める決意をするまでになってしまいました。

そんな時、海外に住んでいる友人から、瞑想はすばらしいという話を聞きました。

それまで渡邊愛子さんのメルマガを読んではいたものの、私の中にはまだ「瞑想って何かアヤシイ」という気持ちがあったのですが、愛子さんご自身が元々エリートビジネスウーマンと知ったことから、まずはグループ瞑想会に参加してみることにしました。

初めての瞑想は、事前に愛子さんが丁寧に方法を教えてくださり、とても安心してスタートできました。30分間も目を閉じていられるか心配だったのですが、宇宙遊泳をしているような不思議な気持ち良い感覚に包まれ、あっという間に時間が経ちました。終わってからも、心地良い感覚が続きました。「瞑想いいかも♪」と思い始め、毎日自分で実践するようになりました。

それまで時間に追われるように生きてきたため、瞑想の時間を充分に取れないこともあり、5分や10分しかできない時もありましたが、何とか毎日続けてみました。

効果はすぐに現れました。これまでの仕事に対して良い評価をしていただいたり、信頼して新たに仕事を依頼してくださったり、とても苦手だと思っていた人から思わぬ賞賛をいただいたり、次から次へと励ましや感謝の言葉を浴びるようになり、失った自信を取り戻していきました。一時は会社を辞めると決意するほどだったのに、また仕事に対しての熱意が戻ってきました。

そして、横浜という親しみのある場所への想定外の異動内示があり、そこでの仕事内容や環境も理想的なものでした！　鎌倉で育った私は、ずっと地元に戻りたいと思っていたので、異動を機に引っ越しも決めました。それまで2度ほど都内で引っ越し先を探しても良い物件が見つからなかったのですが、今回は偶然にも不動産屋に行った日に前に住んでいた方が引っ越したという部屋を内見したところ、とても気に入って即決しました。突然の引っ越しで予算オーバーだなぁと思っていたら、2か所から思わぬ臨時収入があり、無事に入金できました。

何より瞑想の効果を実感し始めていた私は、原初音瞑想講座を受けることにしました。受講後は、1日2回30分ずつの瞑想を続け、さらに偶然の一致が続きます。

新居の隣のお宅にご挨拶したところ、なんと私の友人をよく知っている方でした。

引っ越し直前に冷蔵庫が壊れたので廃棄すると、新居に移った翌日に新しい冷蔵庫がプレゼントされました。海外、九州とバラバラに住んでいる旧知の友人2名がたまたま同じ日に東京にいて再会して一緒に食事をしました。仕事でもプライベートでも連絡を取りたい人がどんなに多忙でもすぐにつながるようになりました。異動先の人間関係もとても恵まれて笑いが絶えません。スケジュールの調整も見事にうまくいくので仕事も効率的に進みます。ここまで来ると、ただの偶然とは思えず、瞑想の効果のすごさを実感します。

それまではしばらくすると障害物にぶつかり遠回りしていたのに、自然に障害が取り除かれて最短距離で目的地につく感覚です。以前と変えたことは、瞑想を始めたことだけです。

私としては「意識はあるが、何も考えない」という状態を作ることで、脳の働きが活性化し、直感が冴え、何事においても無駄なく、無理なく、成果が出せる状況になっているのではないかと思っています。偶然による新たな素晴らしい出会いも多くなり、「こんなにお得でいいのだろうか」とさえ思ってしまいます（笑）。瞑想に出合えたことは、私の人生の財産です。

第3章

現実に結果を出す瞑想の実践

瞑想の実践で、現実に結果を出す

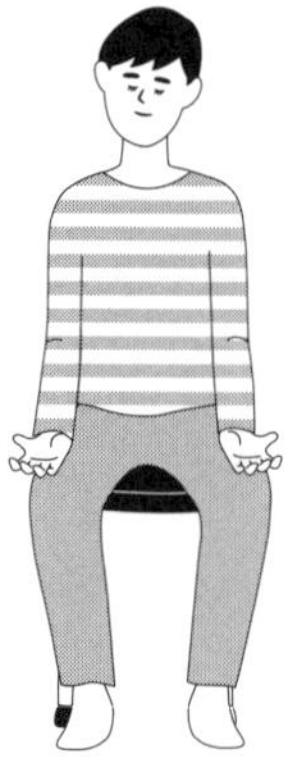

さて、いよいよ偶然をマネジメントして現実に結果を出す瞑想の実践方法をお伝えしましょう。

日々の実践用には、この章のインストラクションの要点と誘導瞑想を収録した音声ファイルをご用意しましたので（読者限定プレゼントとして音声ファイルをダウンロードできるようになっています。http://www.aikowatanabe.com/download/）音声を聞きながら行うと実践しやすく、継続しやすいでしょう。どうぞご活用ください。

現実に結果を出す瞑想として、今回は「ソーハム」という呼吸に合わせるタイプと

「アイアム」という呼吸に合わせなくても良いどんな方でも使える一般的なマントラを使った瞑想をご紹介します。まず「ソーハム瞑想」について、説明します。「ソーハム」の「ソー」は彼。「ハム」は私を意味します。つまり、「彼は私です」と言っているのですが、この「彼」は、彼氏ではありません。彼は神・ブラフマンとも、自分以外の宇宙の存在すべて、とも言われています。つまり、「彼は私です」というのは、神のような大いなる存在と自分は一緒。自分の中にそういった無限の場があるということです。今までソーハム瞑想をしていた方でも、意識するところが変わると、効果も変わってくるでしょう。実践する内容はとてもシンプルです。しかし以下の重要事項をやるかやらないかで日常が変わってくるのです。

【偶然をマネジメントする瞑想の流れ】

① 意図と願望リストに目を通す
↓

②瞑想前に3つの質問を投げかける
↓
③瞑想開始（一般的なマントラ「ソーハム」や「アイアム」を使った瞑想）20分
↓
④瞑想が終わったら……
↓
⑤現実に結果を出す！

①意図と願望リストに目を通す

では、順番に説明していきます。まず瞑想を始める前に、あらかじめ書き出しておいた「意図と願望リスト」に目を通します。

自分の願望は常にすべて覚えているわけではないので、瞑想直前に目を通すことによって意識にのぼらせることができます。意識にのぼらせた後は「手放す」ことが大事ですので、瞑想中に自分の願望を頭の中で繰り返したりせず、もし瞑想中に願望そのものや願望に関する考えが浮かんだら、そっとマントラに戻っていきます。

意図と願望リストに目を通す際は、30秒以内ぐらいでサッと目を通しましょう。願望をじっくり読んでいると気づかないうちに時間が経っていて、瞑想をする時間がなくなってしまうので、サッと目を通すだけにとどめてください。「あぁ、こういう願望があったな」と認識するだけで、意識にのぼらせるには充分です。

リストに目を通し終わったら、瞑想の邪魔にならない場所に置いておきます。

②瞑想前に3つの質問を投げかける

瞑想を始める準備ができたら、楽に座り、目を閉じて、一度大きく深呼吸をしましょう。

ここで真の自分に向かって、3つの質問を投げかけます。


自分は何者でしょう。

「私は誰？」

すぐに答えを求める必要はありません。瞑想前に質問を投げかけておくと、瞑想後の日常において自分の気づきとして訪れたり、メッセージや出来事として現れてくることでしょう。


自分が本当にほしいものは何でしょう。

「私が本当に望んでいるものは何？」

その答えは、物質的あるいは身体的なことかも知れませんし、心の状態や感情的なこと、あるいは精神性に関することかも知れません。瞑想後の日常において自分が本当に望んでいるものが、気づきとして訪れたり、メッセージや出来事として現れたりするでしょう。

自分が生まれてきた目的は何でしょう。

「私の人生の目的は何？」

何を学び、経験するためにやってきたのでしょうか。どんな独自の才能を発揮するために生まれてきたのでしょうか。どうすれば役に立てるでしょうか。どうしたら出会う人々すべての助けになるでしょうか。

③瞑想開始（一般的なマントラ「ソーハム」を使った瞑想）20分

それでは瞑想に入りましょう。

20分間の瞑想を行います。

楽な姿勢で座り、手は膝かももの上に手のひらを上に向けて置き、指は自然に開いた形で力を抜いてください。顔を少し上向きにして軽く目を閉じたら、一度大きく息を吸って、ゆっくり息を吐き出しましょう。

「ソーハム」というマントラを、声に出さず、口も動かさないまま、心の中で唱えていきます。

「ソーハム」は、呼吸に合わせて唱えます。吸う息とともに「ソー」、吐く息とともに「ハム」と心の中で唱えます。優しく、楽に、呼吸をしながら、「ソー」「ハム」と繰り返していきます。

マントラを唱えていても、考えが浮かんでくるかも知れません。考えが浮かんでいることに気がついたら、マントラに戻っていきます。吸う息とともに「ソー」、吐く息とともに「ハム」と心の中で唱えていきましょう。

また、雑音などに意識が向いていることに気がついたら、また呼吸とマントラに意識を戻して、吸う息とともに「ソー」、吐く息とともに「ハム」と心の中で唱えていきます。

これを、瞑想タイマーが終了を知らせるまで続けていきます。

④ 瞑想が終わったら……

急いで立ち上がったり、スマホをいじったりせず、目を閉じたまま、マントラを唱えるのをやめて、1～2分間そのまま座って余韻を味わいます。

意識が徐々に戻ってくるわずかな時間は、実はとても大切です。そのわずかな時間に瞑想中に解放していた不要な感情や思いといったものが浄化されます。

⑤ 現実に結果を出す！

現実に戻ったら、目の前のやるべきことを行いましょう。わざわざそう言わなくても、自然に集中力がついていたり、疲れが取れて仕事がサクサク進むことが多いでしょう。いいアイデアが浮かんでくるかもしれません。

また、今日は良い瞑想だったとか、悪い瞑想だったとか判断したり、願い事はいつ叶うだろうと願望に執着したり、瞑想したから大丈夫と、瞑想そのものに過度な期待をしないようにします。

瞑想に良いも悪いもありませんし、すべてはあなたにとって良いタイミングで起こるもの。結果は無限のパワーに委ねましょう。

瞑想についてのよくある質問はP106以降にまとめていますので、ご覧ください。

【図解】偶然をマネジメントし、現実に結果を出す瞑想〈ソーハム瞑想編〉

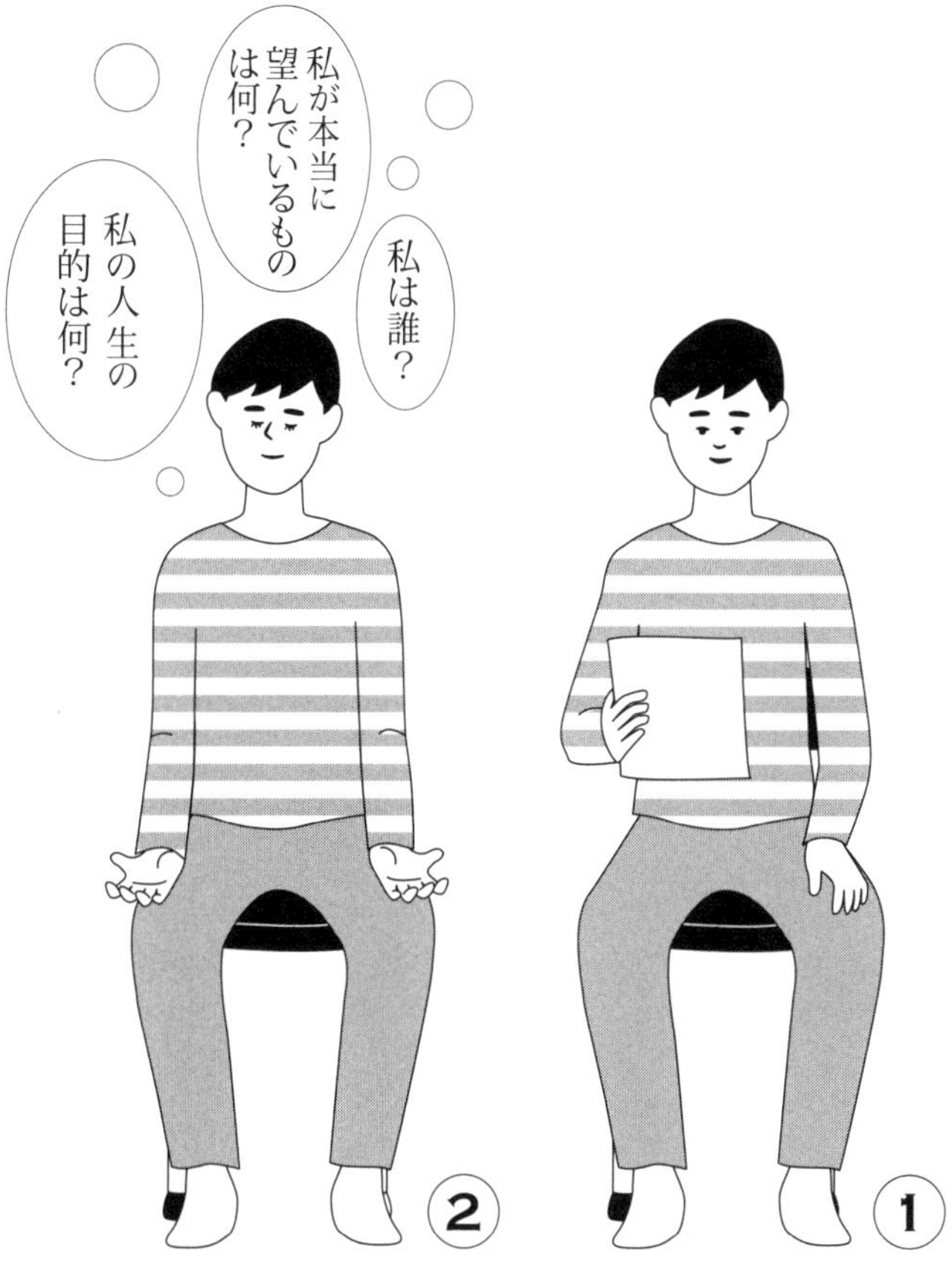
私は誰？
私が本当に望んでいるものは何？
私の人生の目的は何？
①
②

① 意図と願望リストに目を通す

日頃から、手帳やモバイルなど、すぐ手にできるものに書き出しておくとよいでしょう。

② 瞑想前に3つの質問を投げかける

楽な姿勢で座りましょう。顔は若干上向きにし、下を向き過ぎないほうがよいです。また、その場では3つの質問の答えは求めません。

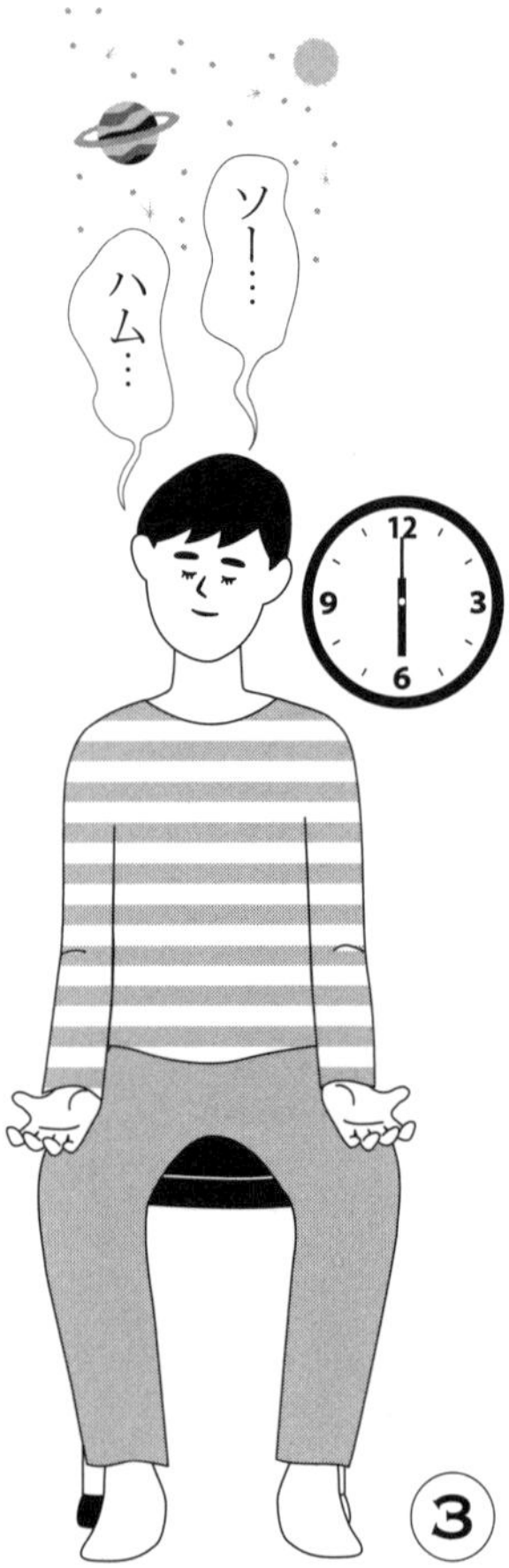

瞑想開始

意識を呼吸に向けます。ソーハムのマントラは、「ソー」で息を吸い、「ハム」で息を吐きます。20分間行います。

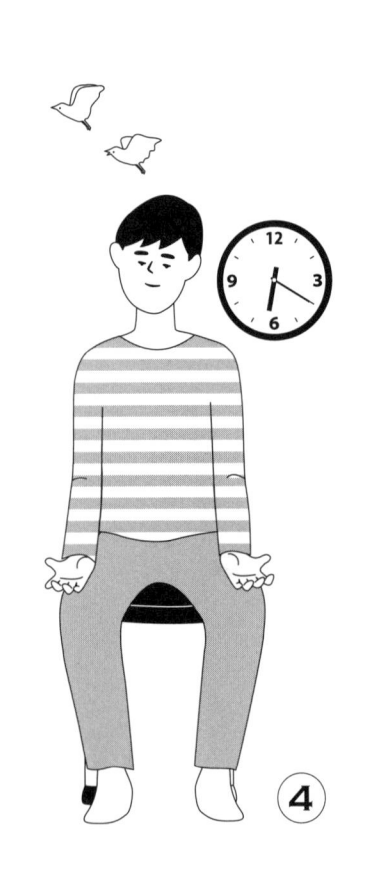

瞑想が終わったら……

瞑想タイマーのチャイムが鳴り、瞑想が終わったら、すぐに立ち上がったりせず、1、2分その余韻を楽しみます。

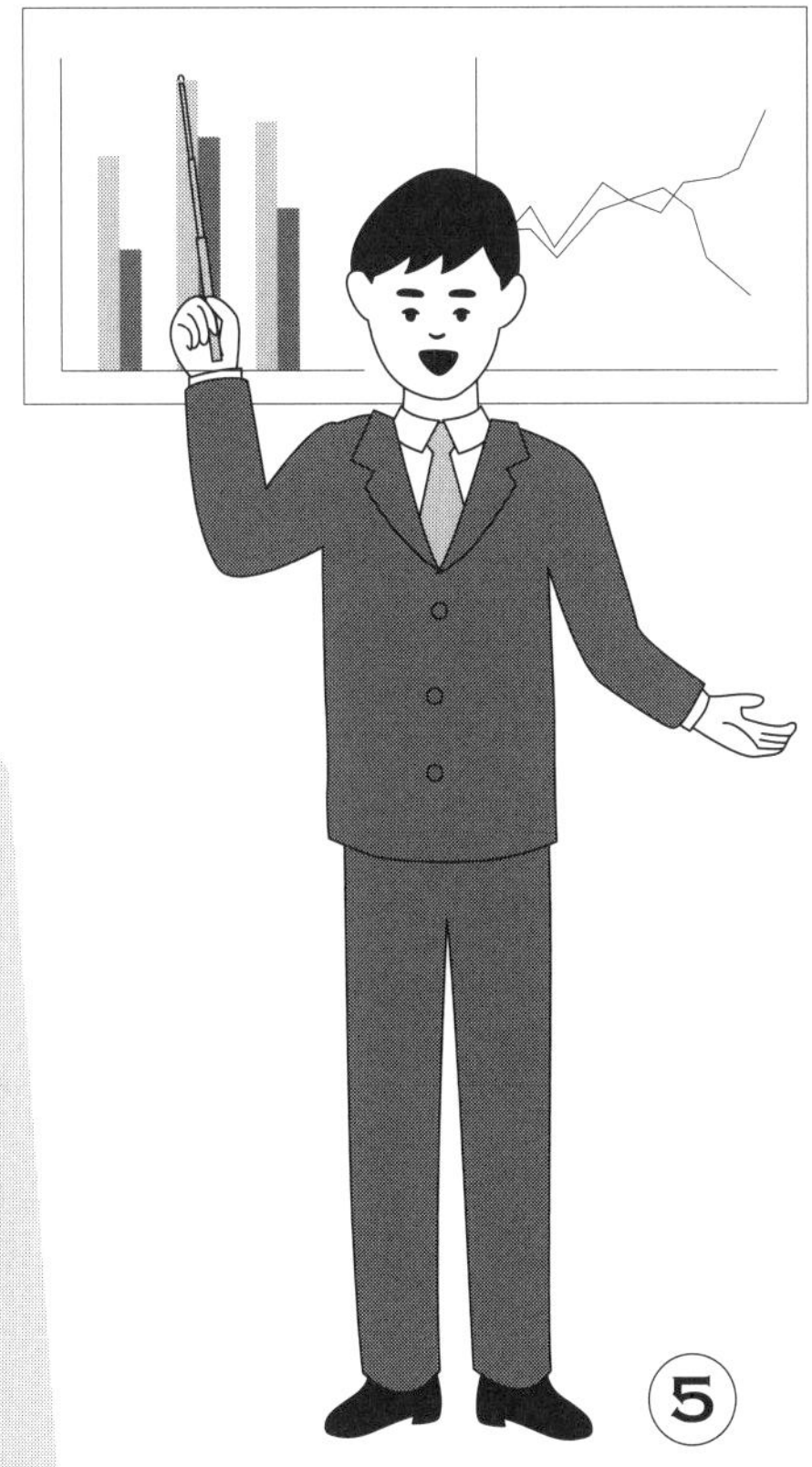

⑤

現実に結果を出す！

願望は手放して、現実を思いっ切り楽しみましょう！

瞑想は実践あるのみです！
早い人はたった一度の
瞑想で良い変化を感じ始めます。
あなたの1週間後が楽しみですね!!

もうひとつのマントラ「アイアム」を使った瞑想

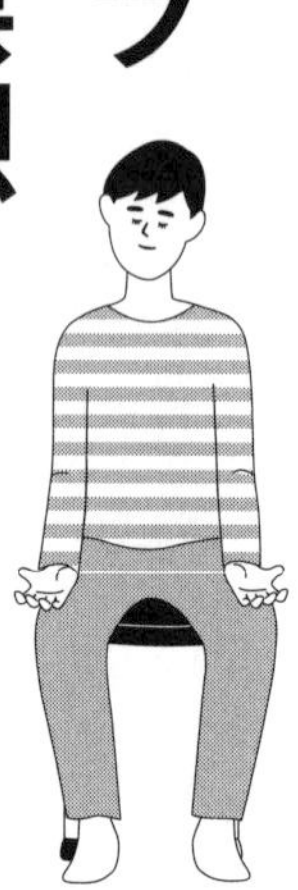

先ほどの「ソーハム」は、呼吸に合わせて唱えるマントラでしたが、もうひとつのマントラ「アイアム」は、呼吸に合わせる必要はありません。自分の好きなスピードで、呼吸を気にせずに自分のペースで心の中で唱えます。

瞑想タイマーをセットしたら、楽な姿勢で座り、手は膝かももの上に手のひらを上に向けて置き、指は自然に開いた形で力を抜いてください。

顔を少し上向きにして軽く目を閉じたら、一度大きく息を吸って、ゆっくり息を吐き出しましょう。「アイアム」を心の中で唱えていきます。

「アイアム」でも「アイ……アム」でも構いません。マントラは純粋な音または振動ですので、どれも同じことです。どのようなスピード・リズム・音程になっても構いませんので、声に出さず、口も動かさないまま、心の中で唱えていきます。

呼吸に合わせる必要はありません。優しく、楽に、マントラを繰り返していきながら、考えにとらわれていたり、周囲の音に注意がそれていることに気がついたら、そっとマントラに戻ってください。

もしマントラが止まっていることに気がついたら、それは「マントラが止まっている」という考えが浮かんだということですので、また「アイアム」のマントラを繰り返していきます。

瞑想Q&A

ここでは、瞑想を実践する中でよく受ける質問を中心にお答えしていきたいと思います。

Q1 瞑想するには静かな場所でないとダメでしょうか？

もちろん静かな場所で瞑想できればベストなのですが、多少雑音があっても瞑想はできます。特にマントラを使った瞑想は、考えが浮かんでいることに気がついたらマントラに意識を戻し（心の中で唱えて）雑音が気になってもマントラに戻るということを繰り返していきますので、だんだん雑音が気にならなくなってきます。もし雑音が気になったままだったとしたら、考えも気になったままでしょう。つまり考えも雑音も同じものとして扱うのです。たとえば、完全に無音の環境（防音設備の整ったスタジオなど）で瞑想したとしても、たくさん考えが浮かんできた場合、たくさん雑音があるのと同じことになってしまうのです。

まとまった時間座れる場所であれば、カフェや電車、飛行機の中でも瞑想はできます。カフェの場合BGMが気になってしまうかも知れませんが、たとえば本書の読者用にご用意した瞑想用の音源を利用してイヤフォンなどをつけて行うと良いようです。電車は各駅停車などですと車内アナウンスも多く、停車と発車で揺れる頻度が高いので、その分邪魔が多く入りますが、その都度マントラに戻っていれば瞑想できないこともありません。それに比べて特急や新幹線などの長距離列車のほうが瞑想の環境としてはより適しているでしょう。飛行機に乗っている時の大きなエンジン音など、ずっと鳴っている音というのは瞑想しているとだんだん気にならなくなってくるものです。国内線のように飛行時間が短い場合は、ドアが閉まってシートベルトを締めたら、離陸までの待ち時間や飲み物サービスなどが始まる前までの間に瞑想するか、飲み物を飲んでから到着までの間に瞑想すると良いでしょう。

あんなにたくさん雑音があったのに、瞑想の終盤には自分は静寂の中にいて音が遠いところにあり、瞑想が終わった瞬間にすべての音が戻ってくるという不思議な感覚を経験するかも知れません。

Q2
瞑想は、いつ行うのがベストでしょうか？

瞑想を実践するのは毎日同じ時間でなくても良いのですが、1回めの瞑想は「朝起きてすぐ」、2回めの瞑想は「夕方〜夕食前」にするのがベストです。

「朝起きてすぐ」といっても、起きてそのまま布団やベッドの上で瞑想を始めると、瞑想中に寝てしまう可能性が高いです。それは体がまだ寝ている時の記憶を保持したままになってしまっているからですので、それを解消するために起きたらまずトイレに行って用を足し、その後にコップ1杯のお水か白湯《さゆ》を飲んでから瞑想するということがチョプラセンターからも勧められています。

2回めの瞑想は、朝の1回めの瞑想から7～8時間以上空いているのが目安ですが、朝も晩も「胃が空っぽの時」に瞑想することが最適です。食べた内容と量にもよりますが、だいたい食べ終わってから2～3時間は胃が活発に消化活動を行っています。そのように体が非常に動的な状態になっている時に瞑想で静寂に入ろうとしても、落ち着かない瞑想時間になってしまうことでしょう。食べ物が胃を通過し終わっていて、体も静寂になっている時に瞑想するのが好ましいので、「夕方～夕食前」にするのがベストなのです。

では夕食を消化し終わった頃、寝る前はどうでしょうか。チョプラセンターからは「寝る直前に瞑想してはいけません」とは言われていないのですが、「瞑想後は覚醒する傾向があるので、眠りが浅くなるなど睡眠の質が落ちる可能性がある」という注意点を伝えられています。もし夕方から夕食前に瞑想の時間を取ることが難しく、寝る前になってしまう場合は、まず試してみて睡眠の質が落ちないかどうか観察してみてください。

また夜遅い場合、眠くて瞑想中に寝てしまうということが多くなるでしょう。もし「寝る？」「瞑想する？」とどちらか迷った場合は、しっかり睡眠を取って翌朝にすっきり目覚めて瞑想するほうが良いかも知れません。

Q3

瞑想の長さについて。20分も瞑想ができません。それ以下では、効果がないでしょうか。また、頻度についてですが、たとえば10分を1日2回するのと、20分1回では違いがありますか？原初音瞑想で1回につき30分行っている理由を教えてください。

本書で紹介した一般的なマントラ「ソーハム」を使った瞑想は、だいたい20分間ほど瞑想することが勧められています。それは瞑想の効果を得るための最適な長さとして、何千年もの間、先人たちの知恵と経験から引き継がれてきたものですので実践する価値があるのですが、チョプラセンターでは「10分でも15分でもある時間だけ瞑想すればいいですよ」と言われています。もちろん得られる効果は少なくなってしまうと思われますが、それでも全くやらないよりはずっと良いそうです。

10分を1日2回するのと、20分の瞑想を1回する違いについては実験データがありませんので何とも言えないのですが、1日2回瞑想をする習慣をつける価値は高いと思います。そして毎回10分しか時間が取れないわけではありませんね。1回に20分間瞑想したほうがより効果が得られると分かっているのであれば、時間がとれる時は20分間瞑想すると決めれば良いのです。あとはその日常での効果に味をしめてくると、自然にそうしたくなってくるでしょう。

20分間の瞑想を習慣づける良い方法は、本書の読者用にご用意した瞑想用の音源を利用して「チーン」と瞑想チャイムが鳴るまで続けるようにするか、スマートフォンなどのアプリで「瞑想タイマー」「瞑想チャイム」などと検索し、優しい鐘の音で知らせてくれるタイマーを利用すると良いでしょう。こういった音源やツールを利用しないと、瞑想の途中で「今何分ぐらいかな」と目を開けてしまいがちです（スマートフォンをタイマーで使う場合は、「設定」で「機内モード」にしておくと、瞑想中にメールや電話で邪魔されません）。

原初音瞑想は、確立される過程でチョプラセンターにおいて大規模な実験調査が行われました。

その結果、まず原初音のマントラを利用すると30分間でも楽に過ごせてしまうことと、20分を過ぎたあたりから30分までの間に瞑想が深くなるという統計データが取れました。また追跡調査の結果、原初音のマントラを使って30分の瞑想を1日2回実践していった人たちが最も日常で瞑想の効果を味わい、現実面で成功を収めていることが判明したのです。逆に30分を超えて1回の瞑想時間が長かったグループは、地に足がつかない状態で物事を現実化する力が弱まっていることも分かったので、長時間の瞑想は勧められていません。

Q4

服装など、気をつけることはありますか？

本書でお伝えしている瞑想は椅子などに座って楽に実践できる方法ですので服装に関して特に気をつけることはありませんが、もし体を締めつけているようなベルトやネクタイなどが気になりそうであれば、少し緩めて瞑想すると良いでしょう。寒い季節などは、膝かけやショールなども使いながら充分に暖かくして瞑想することをお勧めします。

Q5

瞑想に集中できず、数分でいやになってしまいます。

私も最初の頃はそうでした！　イントロダクションで触れましたが、瞑想に出合う以前、私は常に何かしら行動していてじっとしていることがないタイプでしたので「座って何もしないでいる」ということがとても苦痛でした。瞑想をし始めても、途中で何か重要なことや、やり忘れていたことなどを思い出すと、瞑想を中断してすぐその行動に移りたくなったものでした。「こんな無駄な時間を過ごしているよりも、それをやったほうがましだ」と考え、その頃はまだ瞑想することの価値を見出していなかったのです。

そのうち、瞑想中に何か思い出しても、とりあえずマントラに戻ってその時はそのことを放っておいたほうが、結果的に自分がやらなくても良い状況になっていたり、何かしら効率的に手配されていることが多くなって、瞑想を中断しないほうが自分にとってより良いことが分かってきました。瞑想することによる日常の効果を味わうようになれば、自然と長めに瞑想できるようになることでしょう。

Q6 雑念や考えごとばかり浮かんできます。対処法を教えてください。

その通り、瞑想中は考えごとばかり浮かんできがちです。そのためにマントラというツールがあります。本書でお伝えている「ソーハム」のマントラは、音と呼吸の両方に意識を向けることによって考えごとから意識をそらしていくものです。呼吸に合わせて「ソー…ハム…」と心の中で唱えていても、やはり考えごとが浮かんできてしまうと思います。考えていることにハッと気づいたら、吸う息に合わせて「ソー…」吐く息に合わせて「ハム…」と音と呼吸に意識を戻し、それでもまた考えてしまっている自分に気がついたら、また呼吸に合わせて「ソー…ハム…」と心の中で唱えるだけです。瞑想はその繰り返しで、この単純な作業を続けているだけなのです。

考えが浮かんでも「雑念」とか「邪念」といった悪いものだと思わず、罪悪感も抱かず、自分を責めずに、ただシンプルにマントラに戻れるかどうかが、瞑想ができるようになる秘訣です。いくら考えごとが浮かんでも、何度でもマントラに戻ること。

そうやって瞑想の終了時間まで続けているだけで、日常にさまざまな効果をもたらしてくれる不思議な行いなのです。

Q7 瞑想中、眠くなってしまったらどうしたらいいですか？

瞑想を日課にし始めた当初は特に、瞑想中や瞑想後の日常でも眠気を感じることが多いかも知れません。それは、それまでに蓄積されていた疲労や緊張やストレスを、心身から解放しているプロセスなのです。朝の瞑想なのにその後とても眠くなってしまった場合、もし時間が許すのであれば20分でも30分でもタイマーをセットして、寝てみると良いでしょう。解放のプロセスが完了してすっきりされることと思います。もし、朝の瞑想の後に寝る時間など取れない方は、意識的に就寝時間をいつもより早めるなどして、蓄積された疲労の解放プロセスを助けてあげてください。

Q8

瞑想中、体が痒くなったり、肩や腰に違和感を感じたりします。どうしたらいいでしょうか。

まず、瞑想中に体が痒《かゆ》くなったり、ピクピクッと動いたり、揺れたりするのは、知らず知らずのうちに入っていた力や緊張が解けていく時の不随意運動です。チョプラセンターでは、もし痒くなったら我慢せずに掻《か》いてしまってから、またマントラに戻りましょうと指導しています。その時にも、目は開けないほうが良いでしょう。

また、瞑想中に首や肩、腰など体に違和感や痛みを感じた場合は、じっと我慢をせずに少し動かしてみて、また楽な位置が見つかったらマントラに戻るようにしてください。楽な姿勢を選んで瞑想するということが大事です（だからといって横になったまま瞑想はしません。座った姿勢で、頭は椅子の背や壁にもたれかけずに瞑想します。

頭をもたれかけると寝てしまいますし、横になって瞑想したらやっぱり寝てしまいます）。

Q9 世の中にはいろいろな瞑想法があります。いろんなやり方をミックスしてもいいですか？

確かにいろいろな瞑想法があるようですね。それぞれに目的や利点があると思います。瞑想法は道具のようなものなので、使い分けてそれぞれの利点を得ることは良いと思いますが、ミックスしてしまうと効果を打ち消し合ってしまう可能性が高いです。「今日はこの方法を使って瞑想をしよう」というように、道具を使い分けて楽しんでみるのはいかがでしょうか。原初音瞑想のように継続することで効果が蓄積していくような瞑想法は、それだけを続けていくメリットがあります。

Q10

瞑想中にアイデアが浮かびました。中断して書きとめたりしてもいいですか？

よく瞑想中にインスピレーションを受け取ったり、良いアイデアが浮かぶものだと思っている方が多いのですが、チョプラ博士は「瞑想中に浮かんだからといって良いアイデアとは限らない」「むしろストレスから出てきている考えかも知れないし、本当にいいアイデアなら瞑想後の日常においてまた戻ってくる」とよく教えています。ですから、瞑想中に浮かんだ考えは、どんなに良い考えだと思っても注意を払わずにそっとマントラに戻って瞑想を続け、瞑想の直後や日常でふっと戻ってきた考えが本当に良いアイデアですので、それに対して行動を取っていくと良いでしょう。まるで良いアイデアを精査するような、スクリーニングにかけているような行いだと思っていただければと思います。

「ミラクルパターン連発で、次々、大物取引成立！」

不動産会社経営（40代・男性）

私は不動産関係の会社を経営しています。私が渡邉愛子さんを通じて知った原初音瞑想を実践するようになって起きたシンクロをいくつか紹介します。

講座の中で初めて瞑想を体験し、その日から1日1回か1日おきくらいのペースで、何となく瞑想を続けたところ、物事がそれまでよりスムーズに動き始めました。

元々運は良いほうだと思っているのですが、あり得ないことが起きました。

12月にある大きめな物件の契約を進めていたのですが、お客様の希望の金利、年数を出してくれる銀行がなかなか見つかりませんでした。審査に出す銀行出す銀行NGで、10行以上に断られ続けていたのです。私も担当営業マンもほとんど諦めモードに入っていました。ですがその物件は、1年かけてやっとついた買主様ですし、絶対成立させたいものでした。諦めずに銀行回りを続けていたら、今度は売主様のほうから年をまたぐと税金が上がるため、12月24日までに決済できないなら売るのをやめると言い出されてきたのです。さらにハードルが上がってしまいました。その時点で12月10日。絶対ダメ、とがっくりしていたところ、1本の連絡が入りました。

某銀行が可能性があると言ってきたのです。とはいっても12月24日まで2週間を切っています。通常なら無理と考えるところです。

しかし、瞑想日記をつけ始めた初日、12月16日、銀行から12月24日決済でお客様の出した条件よりいい条件でOKが降りてきました！　20年この業界にいますがこんなことは初めてです。かなり感動しました。

こんなこともありました。会社で仕入れた物件の共同事業先を探していて、知り合いのAさんにどこか良い会社を探してとお願いしたその晩のことです。おつき合いのある業者さんの忘年会に参加しました。総勢100人規模の立食パーティです。知り合いもあまりいなかったので、一緒に行った社員とチビチビ飲んだりしながら、そばにいた方と雑談し、名刺交換しました。すると私の名刺を見て、「今日Aさんから御社の物件を紹介されましたよ。是非、共同事業をやりましょう」と言われたのです！

全く関係のない場所で、初対面の方でしたので、かなりびっくりしました。

日常的なシンクロでは、営業マンが数日病欠した時、彼の分の予定もすべて私ひとりでこなさなくてはならない時がありました。予定が重なりまくりピンチの状態でしたが、こちらが時間調整を申し出る前に、先方の都合でキャンセルや時間変更になりました。それでも、びっしりのスケジュールではありましたが、移動はすべてスムーズ、予定の長引くこともなく遅刻なしでこなすことができました。これは快感でした。

さらに暮れに、営業マンと、今年は東長崎の新築戸建を1本契約して年越しだ、売れないと年を越せないよ、なんて話をしていました。次の日、お客様よりその物件を見たいとの問い合わせがあり、現地で待ち合わせをしました。現場で説明をしていると説明が終わる前から買うと言い始め、他の人に取られたくないので早く契約したいと言い出し、次の日に契約をすることになりました。通常、契約をした後にいろいろな書類を集め、記入していただき住宅ローンの審査を行うものです。しかし、そのお客様は事前に自分で銀行の審査を通していました！　すべて準備が整い用意されていたような契約でした。オートマチック過ぎて気持ち悪いくらいです（笑）。

なんと、全く同じことが年明け1月にも起きました。普段休みが少なめな会社なので年末年始は長めの休みです。仕事始めが遅いので1月も数字を作るために石神井の物件（8000万円台）を決めようねと営業マンと話しをしていました。その3日後、先月と同じく、問い合わせ・現場を見る・次の日契約というミラクルパターンが来たのです！

賃貸ではなく、住居を買うとなると長い人では決断に1年かかったりすることもある業界です。このミラクル二連発はシンクロ以外の何ものでもないでしょう。

他にもここに書けないようなすごいことが起きました。瞑想を習った当初は、1日おきなど不定期でやっていましたがこのようなミラクルが起きれば起きるほど、朝晩2回やらないと損をする気がして今は欠かさずやっています。

結果にコミットする瞑想 体験談⑥

「『ツイてるなぁ』が口癖に！ チャンスが来たら、自分から掴み取れるようになった」

ライフコーチ（30代・男性）

私が原初音瞑想をすることになってから、日常を変える奇跡がたくさん起こるようになりました。

私の身に起きた大きなシンクロ的出来事は、3つあります。

ひとつめは、外出するとすべて天候に恵まれるということが続いたことです。昔から雨男と言われるほど出かける時は雨が降っていたのですが、前日に雨の予報であっても当日は晴れるといった出来事や先日のお正月休みもすべて天候に恵まれて綺麗な富士山を肉眼で見ることができるなど嬉しいことが続きました。

2つめは、妻の初の出産に最初から最後まで立ち会えたことです。予定日が平日だったことと里帰り出産だったので立ち会うことは困難かもしれないと思っていました。しかし、予定が遅れました。

その時、土日に個人的な予定がありましたがすべてキャンセルして妻のもとへ行くべきと直感が働いたため土曜日に妻の実家へ行きました。すると到着するや否や待っていたかのように陣痛が始まり、その日に入院、陣痛開始から実に22時間かかって、やっと出産と大変でしたが妻と一緒に支え合いながら過ごすことで妻への愛情と子どもへの愛情が大きくなりました。出産に立ち会うことができ、女性の偉大さを目の当たりにすることで自分の母親や世の中の母親に対する見方が大きく変わりました。

3つめは、連続して起きた奇跡です。瞑想を始めた当時、自分でコーチングのスキルを使ってストーリーを描くというツールを開発して講座を開いていました。ツールには、3か月間で起こってほしい出来事を映画の脚本のようにしたものを持ち歩いていました。

そこには2か月後に「プロのカメラマンにプロフィール写真を撮影してもらう」「ファッションコーディネーターに服を選んでもらう」「動画のプロに撮影してもらう」

といったことを人生のイベントとして記入していました。3か月後の12月には、「実施した勉強会が満席になる」ことや「コーチとして3人と契約を結ぶ」といったことを記入し、瞑想前にぼんやりと眺めてから実施していました。

結論から言うとすべて叶いました。

それも相手のほうから近づいてきて、その瞬間に「私やりたいです」と言うパターンで叶っていきました。しかもどれもほぼ無料で行ってもらいました。また、実施する勉強会も直前で申し込みが殺到して満員御礼となり、契約も直感が働いて自分から提案することで結んでもらうことができました。

瞑想を継続して行うことで日常に変化が現れるだけでなく、チャンスが来た時に自分から掴み取ることができるようになりました。その結果、望んでいることが起きています。出来事以外にも、以前はトラブルが発生した時にはただ慌てていたことが、今は一呼吸して「この出来事は私にとってどんな意味があるのか」と自問自答して行動ができるようになりました。お金に対しても回していくという感覚が身についたことで、気持ち良く使いながらも結果的に自分のところへ戻ってくる循環が起こるようになりました。また、自然と感謝の気持ちが現れるようになりました。周りの人や親、ご先祖様に対しても「有り難い」という気持ちが素直に言えることで自分は満たされていると思えるようになり、自分自身も尊い存在だと認めることができました。

瞑想は、日常の変化以外にも「心の在り方」へも影響があります。「心の在り方」が変わることによって考え方にも変化がつくため、結果的に行動が変わり、日常もさらに進化していきます。続けることができたのもこうした変化が目に見えて体感できたためです。今までは瞑想中に何かすごいことが起こると期待し、得られなかったことでやめてしまうというスパイラルを自分で起こしていました。しかし、原初音瞑想によって心が整理され、日常において引き寄せやシンクロニシティが起こることを体感するようになって今も毎日続けることができています。心に余裕が生まれたため、結果も焦らずにただ身を任せることができているからです。

こうした自分の体験を少しでも多くの人に伝えることができ、原初音瞑想が広がることに役立てることに喜びを感じています。良いものは回していくことが大切です。今後も瞑想を続けるだけでなく、広げることにも貢献していこうと思います。

第4章

〈ケーススタディ1〉

シンクロを起こして大きな成功を手に入れる

現実に起こるシンクロニシティの具体例

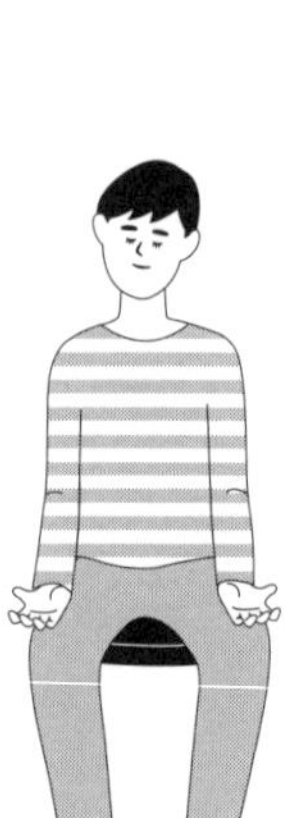

さぁ、ここからは、現実でシンクロニシティがどのように起こり、どんなふうに展開していくのか、具体的にお伝えしていきたいと思います。

できるだけ分かりやすくするために、私自身に起こったシンクロニシティに解説をつけて進めていきます。

そもそも私は、大学卒業後12年間ＩＴ業界で働いていました。一部上場企業の社内システム構築部門の部長職につき、仕事も安定していましたから、瞑想ティーチャーになるなんて、全く想像すらしていないことだったのです。

そんな私がなぜ会社を辞め、起業し、瞑想ティーチャーにまでなったのか。そこには瞑想によるシンクロニシティのサポートなくしては実現できないことがたくさんありました。

瞑想をしていると、日常的にシンクロは起こり、物事がスムーズに運ばれていくようになりますので、正直小さいものは数え切れません。ですから、ここでは自分の中で特に印象に残っているものを中心にしています。お読みになりながらシンクロニシティの感覚を掴んでいただけたらと思っています。

その前に、シンクロが多発している時に起こりやすい現象を挙げておきましょう。

①直感が冴える
②夢中になり、時間を忘れることが増える
③行動を起こさずにいられないメッセージ的な言葉を受け取る

④執着しなくなる
⑤引き寄せる
⑥タイミング良く手配される
⑦即行動に移すのが怖くない
⑧展開が速い
⑨いつでも平常心
⑩いつの間にか条件が揃う
⑪人を介した導きが増える
⑫「ひとつだけ」用意されていることが多い

瞑想を習慣にしてシンクロ体質になると、好循環が当たり前になる

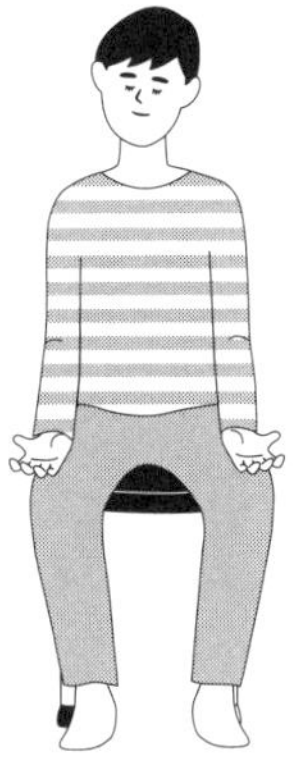

もしかすると、前ページでお伝えしたようなことは、瞑想をしていなくても起こりやすいという人もいるかもしれませんね。

チョプラ博士の教えはインドの伝統医学アーユルヴェーダが下地になっているのですが、アーユルヴェーダでは「人は死ぬ瞬間まで成長するもの」といわれています。

つまり、私たちはもっと幸せになろう、良くなっていこうと思うのが生命として自然なことです。ですから、本能的なカンが働いてピンチを脱出できたり、絶体絶命と思っていたら結果的に良い方向に転んだというようなことが偶然起こることがあっても

当然です。

ただ、瞑想を習慣にすることによって、そういった意味ある偶然を、自分の意志でもっと起こしていくことができます。それが繰り返しお伝えしているように「偶然をマネジメントする」ということです。

第3章でお伝えした「現実に結果を出す瞑想」を実践し、早い人はその日のうちに、遅い人でも1週間も続けていると、何らかの効果を感じてくるでしょう。私のように疑い深い人の場合は効果を感じるまで2、3か月かかるかもしれません。私は瞑想を始めた当初、すべての効果を「気のせい」だと思って信じず、3か月経った頃やっと瞑想の効果を認めざるを得ないほどになり、やっと実感したのでした。

瞑想の効果のうち分かりやすいのは、ストレスの軽減や疲れにくくなったとか、集中力が増すといった肉体的に感じる変化かもしれません。

中でも、ストレスの軽減は、非常に大きなメリットです。人間関係しかり、朝の満員電車しかり、会社のノルマしかり、私たちはストレスにまみれて暮らしているようなものです。せっかくの休みでもドライブに行って渋滞にはまったり、テーマパークに行ったら激コミで平日より疲れて帰ってきたなんてこともあると思います。でも、瞑想を続けることでシンクロが増加し、タイミングが良くなり、ラッキーなことが増えてくると、自ずとストレスも減り、イライラもしなくなり、頭も良く働き、仕事の能率も上がり、気持ちにも余裕が生まれ、どんどん好循環が生まれていくのです。それこそまさにシンクロ体質です。よく知られていると思いますが、あらゆる病気はストレスによる免疫力の低下と関係しているといわれていますから、シンクロ体質になれば健康面からも良いことづくめです。

うまくいって当然と意識しなくても、日々そのような状態になってくると、常に安心の中で暮らせるようになり、毎日生き生きとして、活力で溢れてくるでしょう。

「愛子さんは、いやなこととかないのですか?」と時々聞かれたりしますが、人間ですから、ないわけがありません。人生は、いろいろあって当然です。でも、瞑想を習慣にする中で、困ったり、悩むということはなくなりました。一見、悪い出来事に見えることが起こっても、それがもたらすメッセージや導きに気づきやすくなるので、より良い未来のために、その時できるベストなことに集中できるようになるのです。

前述したように、私はどちらかというと、何かをじっと待つということが苦手でしたが、瞑想をすることで、「任せる」「委ねる」ということができるようになりました。無駄な動きをせずに済むようになったということです。それは図らずしてエネルギー温存になりますから、エネルギーを注ぐべきところに100%注ぐことができるようになり、すべての効率がすこぶる上がったように思います。

では、「人生の転機」「起業」「売上支援」「目標達成」のカテゴリーに分け、瞑想とシンクロの体験を解説していきたいと思います。

人生の転機 ～独立の後押し～

思い起こせば2004年の秋、国内旅行の帰りのことです。新幹線の中で「健康に関することで起業したい」◆1と強く願い、すぐにかき消した願望として「偶然の一致で望みを叶える方法を多くの人に伝えたい」と思ったことがありました。

当時の私の目標は「そろそろ子どもを産んで、産休・育休を取った後に、母親業をしながらもまた部長職に戻る」◆2ということでしたので、起業するといっても、その目標を実現した3、4年後にしようと思っていました。

しかも「健康に関すること」といってもいろいろある

◆1　根拠のない考えで、直感です。この思いが現在の私の「種」となりました。（①直感が冴える）

◆2　一方、こちらはエゴの考え。根拠や理由がある場合はエゴから来る考えです。

ので全く見当がつかなかったのですが、旅行先の宿で初めてアロママッサージというものを受けアロマテラピーの本をお店の方が貸してくださって部屋に持って帰った際、主人が「愛子さんは、そういうこと好きなんじゃないかな。やってみたら？」◆3と言ったことを思い出し、新幹線を降りたその足で精油一式を購入して帰宅したのでした。

すぐにアロマテラピーに夢中になって精油のお店に足繁く通っていた際、隅に置いてある一連の書籍が気になりました。手に取ってみると「インドの伝承医学アーユルヴェーダ」に関する本でした。

どうしてもその一連の書籍が気になって、大変難しそうだったのですが、またも根拠のない直感が働き、思い切って大人買い。「健康に関するすべてのことが書いて

◆3「本を貸しましょうか？」と言ったお店の人、「やってみたら？」と言った主人。何かのメッセージのように感じました。③行動を起こさずにいられないメッセージ的な言葉を受け取る）

ある」「生命に関するあらゆる英知が詰まっている」と驚嘆しながら読み進めました。学生時代以来かと思うほどのめり込み、1週間くらいで5、6冊を読破したので[4]すが、最後に取っておいた一番難しそうで、長い本の巻末に、「9つの法則」[5]というものが紹介されていました。

私は瞑想を知る前から、人間には思いがけず偶然の一致が起きて、うまい具合に願いが叶うことがあるなと気づいていました。自分でそれを言い表す言葉を持っていなかったのですが、その法則の中にそのことがはっきりと書かれていたのです。とても衝撃的でした。読み終わった瞬間、「私の残りの一生、アーユルヴェーダにかけてもいい」と直感したのです。

翌年（2005年）の元旦に「3年後に起業しよう」

◆4　夢中になって時間を忘れるのも、その方向で合っているという合図です。（②夢中になり、時間を忘れることが増える）

◆5　この9つの法則のうち7つの法則がチョプラ博士の『富と成功をもたらす7つの法則』（角川書店）の抜粋であったことを、数か月後にチョプラ博士に出会った後に気がつき、驚愕したもの。まさにシンクロです。

と決心し、会社勤めをしながら土日を使ってアーユルヴェーダのお教室や起業塾に通い始めました。それから約1か月後、突然トレンドマイクロ社の海外26拠点に新しい営業プロセスとシステムを導入するグローバルプロジェクトの統括ディレクター役に抜擢《ばってき》されたのですが、即答で断ってしまいました。それというのも当時の目標はまず子どもを産んで、産休・育休後に部長職に復帰して、しばらくしてから独立という計画だったからです。

それでも断った日の晩に、なかなか寝つけないまま午前3時を過ぎてしまった頃、「どうして断ったの！」「あなたのために用意したのに！」というような強い声が頭の中で鳴り響きました。◆6 それでも断った理由・引き受けない理由などをあれこれ考えていたのですが、その強い声は全く鳴りやまず、ついに「分かりました、分かりま

◆6　さて、その強い声はどこから来たもので、私は誰に答えていたのでしょう。今考えれば、それは「ハイヤーセルフ」と呼ばれている高次の自己、つまりすべてを知っている高次元の自分だったと思います。

した！　その役割、引き受ければいいんでしょう？　引き受けることにするから寝かせてくださいっ！」と降参すると、ぐっすり寝かせてもらえました。

翌朝、直属の上司にグローバルプロジェクトの統括ディレクター役を引き受ける代わりに日本での部長職は捨てる旨を伝えました。◆7 すると間もなく着任が決定し、CIO（最高情報責任者）との面談で「海外出張が多くなるよ」と言われてすぐにサンフランシスコへの出張命令が出ました。

サンフランシスコに到着してメールを開くと、「西海岸でアーユルヴェーダのサービスを教えて」とひとことかけておいたアーユルヴェーダのお教室のスタッフから、

◆7　私にとって初めての大きな「手放し」です。これまでにキャリアを積み重ねてきた結果、手に入れた役職でしたし、産後に部長職に戻るということが目標だったからです。（④執着しなくなる）

チョプラセンターの住所と電話番号が届いていました。

早速、電話をかけて「今週末そちらに行きたいのですが、どんなサービスが受けられますか？」と聞くと、アーユルヴェーダ式のオイルトリートメントなどがあって土曜日の午後に1枠だけ空いているということ。[8] すぐに予約をして、国内線の飛行機を手配して、土曜日の朝の便でサンフランシスコからサンディエゴに向かいました。

瞑想との出合い

チョプラセンターに行きつくまでを思い返すと、何も障害がなく、なるべくして自分が進む方向に舵取りをしていたように思います。

◆8　ちょうど自分のために用意されているような状況の時は、やはり即実行です。（⑫「ひとつだけ」用意されていることが多い）

チョプラセンターに到着してからの顛末をシンクロニシティ展開という側面からまとめると、マッサージをしてくれたセラピストさんが「人生変わるわよ～」と言っていた「セダクション・オブ・スピリット」という1週間の瞑想集中セミナーを受けようと思ったことは自分でもびっくりです。◆9

早速申し込むと、◆10 セミナー担当者から「『セダクション・オブ・スピリット』の最低1か月前に原初音瞑想講座を受けておいたほうが断然いい」と勧められました。でも調べると「原初音瞑想講座」は2時間×3回コースとなっていました。日本からサンディエゴに3回も通えないから困ったなぁ……と思いながらチョプラセンターのホームページを眺めていると、なんと「セダクション・オブ・スピリット」のちょうど1か月前に開催の「パー

◆9　根拠のない考え、直感です。瞑想には興味がないと言ったのに「行ったほうがいい気がする」と感じたのでした。（①直感が冴える）

◆10　（⑦即行動に移すのが怖くない）

フェクト・ヘルス」という5日間のアーユルヴェーダの知識研修が目にとまり、そのコースの中に「原初音瞑想講座」が組み込まれていたのです。◆11

こういった人生の転機でシンクロニシティを追って行動し、方向性が合っていると次々と応援が入ってくるのも特徴です。たとえば、この1週間のセミナー「セダクション・オブ・スピリット」の受講は8月だったので会社の夏休みを利用しました。その1か月前の「パーフェクト・ヘルス（原初音瞑想講座が含まれている）」セミナーは有給休暇を取って行くことを決めました。ところが2つのセミナーを申し込んだ後に、ちょうど各セミナーの続きの週にサンフランシスコ行きの出張命令が2か月連続で出て、アメリカ行きの航空券は会社負担となっ

◆11　ちょうど1か月前で、当時自分が興味を持っていたアーユルヴェーダに関するセミナーだったというシンクロです。

たのです。◆12

そして瞑想には全く興味がなかった私が、このように数々のシンクロニシティに導かれ「原初音瞑想講座」を受講（2005年7月）。自分が生まれた時に流れていた原初音（マントラ）を使った瞑想を実践しながら1か月間を過ごし、いよいよ1週間の「セダクション・オブ・スピリット」セミナーの日を迎えました。

1週間のセミナー中にチョプラ博士が教えてくれたことで一番印象的だったのは、「瞑想の効果は瞑想中に得るのではなくて、瞑想後の日常で現れるんだよ」と強調されている点でした。確かに私も、チョプラ博士との運命的な展開が始まったのは深いグループ瞑想を集中的に行ったセミナー終了後でした。

◆12　恩恵や恩寵がもたらされるというのが全体からの応援が得られている特徴です。そういったことが起こる際は迷わず進みます。（⑤引き寄せる、⑥タイミング良く手配される）

チョプラ博士との約束

最終日に参加者全員でのディナーパーティが予定されていて、「パーティ前にチョプラ博士のサイン会がありますよ」というアナウンスがありました。それでも私は元々「サイン」というものに全く興味がなく、当時私はチョプラ博士の愛読者というわけでもなかったので、サイン会には行かずにホテルのお部屋でアメリカ人の女の子とパーティの支度をしながらワイワイおしゃべりしているうちに、ディナー開始時間に遅れてしまったのです。◆13

パーティ会場ではディナーが始まっていて、入口にあるサイン会用のテーブルにはあと3人だけ並んでいまし

◆13 実はここで遅れたことが次につながる重要ポイントとなります。

た。一緒にいたアメリカ人の女の子から「ね、3人だけならサインもらっていかない？」と提案されて、「あ、でも私、チョプラ博士の書籍を買わなかったし……」◆14と躊躇《ちゅうちょ》しながら、慌てて部屋を出た際に持ってきた大きいバッグの中を覗くと、日本を出発する前に入手した、チョプラ博士の『The Seven Spiritual Laws of Success』◆15（日本語訳）の古本が入っていたのでした。

「古本だけどいいかしら……？」と思いながら、恐る恐るチョプラ博士の前に日本語版の本を置くと、チョプラ博士が「名前は？」と聞きながら、日本語が読めないからか、本を逆さまに置いてサインをしようとするのです。「A・I・K・O アイコです」と伝えつつ、「ところで逆さまですよ～」と本をくるりと回して上下を正すと、◆16

◆14　ここで英語の本を持っていなかったことも次につながる重要事項でした。

◆15　その後2007年と2014年に『富と成功をもたらす7つの法則』として私が翻訳を手がけることになりました。

◆16　シンクロニシティというのか……このハプニングによるやり取りでチョプラ博士が何かを感じ取ったとしか思えません！

チョプラ博士がふっと顔を上げて「どこから来たの？」と聞くので「東京です」と答えると、サインした本の隣のページにメールアドレスを書き始め、「メールちょうだい。いいかい？　約束だよ」と言うのです。一体何が起こっているのか理解できない状態で「あっ、はい……分かりました……。ありがとうございます」と本を受け取ってサーッと下がると「アイコ、アイコ！」と呼び戻され、「はい、何でしょう？」とまたチョプラ博士の前に行くと、「プエルトリコにも来るように。いいね？　メールも忘れずに送ってね」と言われて、「あの、プエルトリコって何ですか？」と聞き返すと「ディナーパーティで説明するから。とにかく来てね。約束だよ」と念を押され、「はいっ、分かりました。約束します！」と、わけが分からずコミットしてしまいました。◆17

◆17　これは根拠のない直感を超えて、運命的な何かを感じ、思わず約束してしまったのでした。

ディナーパーティで参加者全員にアナウンスがあったのは、その年の12月にプエルトリコでグローバル・ヒューマンフォーラムという2日間のイベント（当時チョプラ博士が推進していたグローバルNPO組織の年次ミーティング）が開催されるので「皆さん来てください」ということでした。「あ、特に私だけじゃなく皆さんを誘っていたのね？」とホッとしつつも「もしプエルトリコのイベントに行ったら、日本人は私ひとりだけだろうな……。もし行ったら日本の代表とかになってしまう気がする……」という予感がしました。◆18

2、3日経って「そうだ。約束のメールを書かなくちゃ」と、チョプラ博士宛のメールを書き始めました。◆19

実際、特に書くことを思いつかなくて頭が空っぽになっ

◆18　瞑想を日々実践していると、予感がするようになってきます。

◆19　完全に手放した状態。有名人のチョプラ博士からメールをくださいと言われたのに、すぐに書かずにリラックスし過ぎです！　でもなかなか書く気分にならなかったので……実はこれも瞑想に伴う直感だったりします。ベストなタイミングで行動を起こすようになるのです。

た時、ふと、チョプラセンターを初めて訪れた時（2005年4月）に見えたビジョンのことを思い出しました。美しいリゾートホテルの敷地内に足を踏み入れた瞬間「これと同じようなものを日本に造っている」というイメージが浮かんだのです。「いやいやこんなお金がかかること、無理無理！」とかき消したビジョンを、こんなイメージが浮かんだんですよ〜と、どこかのウェブサイトのリンクを貼りながら説明し、送信しました。

するとチョプラ博士から2、3時間後に返事が返ってきて[◆20]「美しいビジョンをシェアしてくれてありがとう。是非、一緒に実現しましょう。ところで『シンクロディスティニー』というセミナーがあるのだけれど、日本で開催したいな」と書いてありました。この返信を見た瞬

◆20　展開のスピードが速いというのも、進むべき道という合図であることが多いです。（⑧展開が速い）

間、頭の中で「ドカーン！」と音が鳴ったぐらいの衝撃的なシンクロニシティを感じたのです。私のこれまでの人生で最大のシンクロニシティでした！

それは、私が起業を考えた時に浮かんだ「偶然の一致で望みを叶える方法を多くの人に伝えたい」という一度かき消したビジョンを、そのまま実現していたのが、チョプラ博士が主催している「シンクロディスティニー」というセミナーだったからです。その年の11月にサンディエゴのチョプラセンターで開催されることを知ったので、つい2、3日前に申し込んだばかりでした。チョプラ博士宛のメールにそのことは書かなかったのに、まさにそのセミナーを日本で開催したいと博士自ら提案してくるなんて……。◆21

◆21 瞑想をしていると、思わぬところや外からほしいものがやってきます。（⑤引き寄せる）

あまりの衝撃的なシンクロに、もう何か避けられない宿命的なものを感じ、プエルトリコで開催されるグローバル・ヒューマンフォーラムにも申し込みました。チョプラ博士へのお返事に「実は今年の『シンクロディスティニー』セミナーに参加するんですよ！ 12月のプエルトリコにも行きますね」と書くと、またすぐ返信が来て「ありがとう！ また会えるのを楽しみにしているよ。ところでスリランカにも行きませんか？ 詳細は秘書から連絡させます」と書いてありました。数分違いで秘書の方からメールが届き、ご案内をよく読んでみるとチョプラ博士と親しい友人20〜30名で行く9日間のスリランカツアーということなのです。◆22 時期は2006年の1月。

◆22 展開のスピードが速いというのも、進むべき道であるという合図であることが多いです。（⑧展開が速い）

ええと……11月にサンディエゴで「シンクロディスティニー」セミナー、12月にプエルトリコで「グローバル・ヒューマンフォーラム」、それで年明けすぐに「チョプラ博士と行くスリランカツアー」に9日間？　きっとスリランカまで行ったら、起業まで一気に進んでいってしまう気がして「これはもう…お勤めを続けていられない。会社を辞めなくちゃ」◆23と直感し、間もなく（2005年9月）辞職の意思表明をし、年末に退職することを決めました。

◆23　展開のスピードに加えて「流れ」を感じた時は、即決断し、行動を起こして流れに乗ります。（⑦即行動に移すのが怖くない）

起業　～瞑想ティーチャーへの導き～

スリランカから帰国後、急ピッチで会社設立の手続きを進め、２００６年2月に株式会社ボディ・マインド・スピリットが設立されました。

その時点ではまだ自分が瞑想ティーチャーになるとは思っていませんでした。当時の事業計画は「瞑想ゲーム」を日本語化して製造・販売することだったのです。それは「シンクロディスティニー」セミナーの最終日にチョプラ博士が紹介してくれたパソコンゲームでした。

バイオフィードバックの仕組みで手の指3本に医療機器のようなものを取りつけてロールプレイングゲームをしていくのですが、遊びながら瞑想の効果が得られるというものでした。会社勤め時代にプロダクトマネージャーとしてソフトウェア製品の日本語化から、マーケティング、営業支援、サポート構築という一通りのことを手がけていた私は「このゲームを日本語化して販売しよう」と閃いたのです。まずはアメリカのゲーム開発会社と契約しなければならなかったので、急いで起業手続きを進めたわけです。◆24

3月にはまた渡米が予定されていました。起業後、忙しくなってしまう前にもう一度チョプラセンターに行っておこうと思い、「ジャーニー・イントゥ・ヒーリング」という癒やし全般に関するセミナーに申し込んであったのです。その際にセミナー担当の方から「アイコ、その翌週に瞑想ティーチャーの認定コースがあるけど？」と

◆24　後から振り返ると、これは私を急がせるための「馬の鼻先に人参」的な出来事だったと分かります。

言われ、「いや……私、瞑想は苦手で、そんな私がティーチャーなんて……」と躊躇していたのですが、「でもアイコは瞑想ティーチャーの認定コースを受講するための必須セミナーを既にクリアしているんだよ」と言われて、知らないうちに条件が整っていたということと、翌週に続けてあるという偶然の一致が見逃せなかったので[◆25]「じゃあ瞑想ゲームを販売するにしても、瞑想の知識を深めておいたほうがいいかしら……」という感じで瞑想ティーチャー認定コースにも申し込んだのでした。

実際「瞑想ティーチャー認定コース」は結構大変なコースでした。最低3か月間は予習が必要とされ、学習キットがどっさり、アメリカ人やカナダ人、イギリス人やオーストラリア人などネイティブ・スピーカーたちと同等に扱われ、6日間のコースで毎日試験をこなしていき

◆25　躊躇したとはいえ、結局は即実行です。またちょうど自分のために用意されているような状況でもありました。（⑥タイミング良く手配される、⑩いつの間にか条件が揃う）

ます。ところが私にはその学習キットがどうしても届きませんでした。開催まであと2か月となっても届いていなかったのでチョプラセンターに問い合わせると「発送済みなのでもうしばらく待ってください」と言われ、1か月を切ってもまだ届かないので再送してもらうよう依頼したのですが、とうとう渡米する日までに間に合わなかったのです。この現象から、私は素直に「そういうことか。別に瞑想ティーチャーになりたいと思っていなかったわけだし、認定されなくてもいいからその場で吸収できるだけのことを吸収して帰ってこよう」と割り切って、リラックスして臨んだのでした。◆26

チョプラセンターに到着してから「瞑想ティーチャー認定コース」の学習キットを受け取って初めて予習すべき内容の分量の多さに驚きましたが、既に割り切ってい

◆26 完全に手放していました。（④執着しなくなる）

たのでコース中は落ち着いて、復習のための講義に全神経を集中させて聞いていていました。

　すると試験が始まった頃からラッキーなことが起こり始めたのです。テーマごとに当てられて全員の前で答える試験では、たまたま前日に小グループに分かれた時に私が担当になって答えを考えたのと同じテーマを質問され、◆27「あれ? きのうの……」と思い出しながら答えたり、瞑想講座の一部分を全員の前で講義する試験では、ネイティブ・スピーカーの中で私ひとりだけ英語が第二外国語だったので「ゆっくり話しても許してもらえるかも」と閃き、◆28極端にゆっくり話してみたところ、次のことを考えながら話す余裕ができて講義すべき内容をすべてカバーできたり、というように毎日の試験をどんどんクリアしていきました。それでも最終日の筆記試験は

◆27（⑤引き寄せる、⑥タイミング良く手配される）

◆28（①直感が冴える）

100問もあるということだったので「これは無理だろう」と諦め、◆29 前夜にオーストラリア人たちのお部屋でパーティがあったので皆で遊びにいきました。帰り際に「明日の試験はどう？」と聞かれて何ひとつ予習していないと答えると「カラーペンをたくさん使う面白い覚え方があるんだけど」と教えてくれながらカラーペンも貸してくれたので、◆30 せっかくだから……と朝まで筆記試験で出される内容をお絵描きしながら読み進めていったところ、その筆記試験も合格してしまったのです。

コース終了時の認定証授与式の際に「日本人で初めてですよ」と認定証を手渡されて、心の中では「す、すみません……予習もしてこなかったのに……。しかも瞑想ティーチャーにはなりません」と思っていたのに、ある

◆29（④執着しなくなる）

◆30（⑪人を介した導きが増える）

ハプニングが起こりました！

チョプラセンターでのセミナーが始まる前の週、私はコロラド州にある瞑想ゲームの会社を訪問し、社長・営業・マーケティング・技術それぞれのトップとミーティングを行い、日本語用のプログラムをすぐに用意してもらうという商談を終えていたのですが、なんと「お約束していたプログラムの提供は半年ぐらい先になります」という通告が来たのです。それに合わせて急いで会社を設立したぐらいだったので「どうしよう……ゲームの発売は1年後になってしまう」と青ざめたのですが、その時の私に与えられていたものが原初音瞑想ティーチャーの認定証でした。◆31 スケジュールも空白になってしまった中、集中して講座用の日本語テキストを作成し、翌月には迷わず開講したのです。

◆31 ピンチに陥った時や、思い通りにことが進まない時は、慌てず「今できること」に集中するとスムーズに導かれやすくなります。（②夢中になり、時間を忘れることが増える、⑨いつでも平常心）

売上支援
〜起業後すぐに月商200万円超〜

瞑想講座を開いたとはいえ、当時は瞑想もまだ流行《はや》っていませんでしたし、チョプラ博士も日本ではほとんど知られていない状態でしたので、おそらく原初音瞑想講座を開講しただけでは開店休業状態になってしまっていたと思います。私は勤めていたところから全く異なる業種・業界で起業しましたので、クライアントのあてもなく、なおさらです。ところが起業後2、3年の間、一番の収入源となり会社経営を維持してくれた仕事が数々のシンクロニシティによって既に手配されていたのです！

私が抵抗し続けていたにもかかわらず……。

流れに任せてみたら……

そのシンクロニシティは起業する前の年のチョプラ博士から初めて「メールちょうだい」と言われた頃に起こり始めていたのです。

私があの時ホテルの部屋をシェアしていたアメリカ人の女の子が「リコネクティブ・ヒーリング」※という手を触れずに周波数で心身を癒やす施術をしているセラピストでした。でも、私は内心「それって手かざし……?」と、日本ではよく宗教団体が行っているものと同じだと思い、話を聞き流していました。

1週間の「セダクション・オブ・スピリット」セミナー開催中、ずっと2人で行動していたのですが、ランチ

※リコネクティブ・ヒーリング
ロサンゼルスのカイロプラクティック医師、エリック・パール博士が創ったヒーリングメソッド。「リコネクション」というもうひとつ上位の施術法もある。

やディナーの時によくテーブルが一緒になるもうひとりの女性がいました。◆32 最終日にはすっかり打ち解けて3人で話をしていたところ、彼女はジュエリーデザイナーということでした。どんなジュエリーをデザインしているのか聞くと「リコネクション」のペンダントを製作しているというのです。◆33

この偶然の一致にアメリカ人2人は大盛り上がりで「このヒーリングは2日半のセミナーに参加するだけで施術ができるようになるのよ。アイコも行くといいわ」と言われ、いやいや私はそういうセミナーは勘弁……と断っていたのですが、「リコネクションのウェブサイトに私のジュエリーが掲載されているから見てみて！」と言われて、それは見ると約束してその晩ウェブを見てみると、その週末にサンディエゴで2日半のセミナーが開

◆32 売上支援第一のシンクロ。（⑪人を介した導きが増える）

◆33 売上支援第二のシンクロ。まさに個人的に話題になっていることを引き寄せていました。（⑤引き寄せる）

催されるという情報が目に入ったのです。週末はサンディエゴ観光をしようと思って空けていたので、ピッタリはまるスケジュール。◆34 他の日程もチェックすると全米各地やヨーロッパなどで開催されていてサンディエゴはその時だけ。頭では「絶対こういうセミナーには参加しない」と思っているのですが、あまりのシンクロぶりに思わず申し込んでしまいました。◆35 これだけシンクロニシティが重なったら行動せずにはいられません！

「リコネクティブ・ヒーリング」のセミナーは400人規模で、開業医の方々もたくさん受講されていて、扱っているものは目に見えない周波数という感覚的なものだけれど非常に実務的な研修でした。金曜日のイブニングセミナーと土日の研修に参加すると、クライアントに仕

◆34　売上支援第三のシンクロ。（⑥タイミング良く手配される、⑧展開が速い）

◆35　（⑦即行動に移すのが怖くない）

事としてリコネクティブ・ヒーリングを提供できるということだったのです。しかし、私は元は月曜日の便で日本に帰る予定だったのに緊急案件が発生し、日曜日の便で帰国しなければならなくなりました。「やっぱり私はこの手かざしのようなものとは縁がなかったんだ……良かった」と内心ホッとしていました。◆36

土曜日の研修終了後、リコネクションの創始者エリック・パール博士のサイン会があるとアナウンスがあったのですが、やはりサインには興味がない私は特に参加しませんでした。私にとってはアメリカ滞在の最終日だったため、仲良くなった受講生たちとおしゃべりをしているうちに遅くなり、会場を出るとサイン会のテーブルのところにあと3人だけ並んでいたのです。あっ……チョ

◆36　(④執着しなくなる)

◆37　売上支援第四のシンクロ。チョプラ博士のサイン会の時にも残り3人のところでサインをいただきました。(⑤引き寄せる)

プラ博士の時と同じ状況……◆37と持っていたカバンを覗くと「セダクション・オブ・スピリット」のセミナー終了時に、部屋をシェアした女の子から「これあげるわ。とにかく持っていって」と渡された『リコネクション』の本が入っていました。◆38よく見るとチョプラ博士からの推薦文が掲載されていて……。◆39これはもうサイン会に並んでみるしかありません。

自分の順番が来たので、だまって本を差し出すと、サインをしながらエリック・パール博士が顔を上げて「今、この本を日本語に翻訳している最中で、来年には日本でセミナーも開催したいと思っているんだ」と突然言ってきたのです。◆40「あの……この本を推薦しているチョプラ博士の来日セミナー開催を頼まれたのですが、何か必要

◆38　売上支援第五のシンクロ。チョプラ博士のサイン会の時にもカバンの中にたまたま本が入っていたのでした。（⑥タイミング良く手配される）

◆39　売上支援第六のシンクロ。チョプラ博士のサイン会との偶然の一致だけでなく、本にチョプラ博士の推薦文まで！（⑥タイミング良く手配される）

◆40　売上支援第七のシンクロ。チョプラ博士も日本でセミナーをしたいとメールに書いてきました。（⑤引き寄せる、⑥タイミング良く手配される）

であればお手伝いしましょうか?」と言うと、「メールちょうだい」とサインした本にメールアドレスを書き始めたのです。◆41

「でも私、明日帰国することになってセミナーは修了できないのでヒーラーにはなりませんが」と言うと、エリック・パール博士が「他の日程に振替ができるよ。来月はヨーロッパだけどね」と。「あ、私も来月はヨーロッパ出張があります」。パール博士「ではヨーロッパでまた会おう」ということでその場を離れ、ホテルの部屋で自分の出張スケジュールとセミナー日程を確認してみると、なんとアイルランドへの出張でパリ経由の航空券を手配してあったのですが、早めに日本を出てパリ観光をしようと思っていた週末に、そのパリでリコネクティ

◆41 売上支援第八のシンクロ。チョプラ博士の時と全く同じ。(③行動を起こさずにいられないメッセージ的な言葉を受け取る、⑧展開が速い)

ブ・ヒーリングのセミナーが予定されていたのです！これはもう避けられないと思い、振替受講を申し込んだのでした。◆42

ちょうど会社を設立した頃（２００６年2月）エリック・パール博士の来日セミナーの打ち合わせのため、書籍『リコネクション』の日本語版を出す予定で、招聘元《しょうへいもと》にもなっている出版社を訪問しました。そこでパール博士との電話会議が行われ、その年の秋に来日すること、セミナーは３００人規模で開催することが決まりました。「アイコ、この来日セミナーを手伝うならもうひとつのセミナーも受けておいたほうがいいよ」と言われたので「それはいつどこで開催されるのですか？」と聞くと「次は2月末にセドナで開催するけど」と言われ、「3月頭

◆42　売上支援第九のシンクロ。これには本当に驚きましたが、あり得ない偶然の一致にもだんだん慣れてきました。（⑥タイミング良く手配される）

にサンディエゴのチョプラセンターに行く予定なので……その前に行けます」◆43ということで、どんなセミナーかよく分からないまま、2月末にセドナのセミナー会場になっているというヒルトンホテルに行くことになりました。

出版社での打ち合わせの終盤は、秋の来日セミナーの集客についてで、300人も集めるならこのヒーリングがどういうものか実際に体験できる機会がないと、という流れになりました。日本で「リコネクティブ・ヒーリング」を提供できる人は誰かいないかという話題になり、「一応、私、提供できるはずなのですが……。必要ですよね?」◆44と言うと、皆「はい、お願いします」と即答されました。セミナーを手伝うと約束していた手前、集客

◆43 売上支援第十のシンクロ。導かれている時は交通費まで配慮してくれるようで不思議です。（⑩いつの間にか条件が揃う）

◆44 （⑪人を介した導きが増える）

のために重要な役割を断るわけにもいかず、珍しく即決せずに考える時間をもらいました。

結局、1週間後に勇気を振り絞って「リコネクティブ・ヒーリング」を提供しますと回答し、レンタルサロンを借りると、その出版社が読者向けのメルマガに告知をしてくれて、あっという間にセドナに行くまでの数日間の予約枠が埋まってしまいました。◆45 そしてパール博士に受けるように言われたセドナでのセミナーは、もうひとつ上級の「リコネクション」という施術が提供できるようになる認定コースだったことが行ってから分かり、チョプラセンター認定の瞑想ティーチャーになる前に、「リコネクション」の認定プラクティショナーにもなったのです。この資格が、起業後2、3年の売上のほとんどを占める大事な要因となりました。

◆45 ⑥タイミング良く手配される、⑧展開が速い)

3月中旬にアメリカから帰ってくると、渡米前に取材を受けていた『フジサンケイビジネスアイ』の「わたし起業しました」のコーナーの記事が予定より前倒しで掲載されてホームページへのアクセスが増えたり、レンタルサロンが急に借りにくい状況になって来ました。◆46 自社サロンを持とうと思いつき物件を探しにいくと「このマンションいいなぁ」と見上げたところの、まさにそのお部屋が空いて前倒しで4月に自社サロンをオープンすることになり、5月には「リコネクション」のプロモーションの一環で、施術風景の写真入りで取材を受けていた◆47『Ｈａｎａｋｏ』（マガジンハウス）が発売になり、6月にはリコネクションの書籍が出版され、その後も『婦人画報』（ハースト婦人画報社）、『ＦＲａＵ』（講談社）

◆46　今まで順調だったものが滞るのは飛躍する前のよくあるタイプの導きで、方向転換を迫られますが、即行動します。（⑦即行動に移すのが怖くない）

◆47　単に来日セミナーを盛り上げる目的で協力していた取材対応が自社の売上支援につながったのでした。（④執着しなくなる、⑤引き寄せる、⑥タイミング良く手配される）

といった一般女性誌に写真入りで取り上げられ、1日に5、6枠設けていた個人セッションの枠は常に2、3か月先まで予約が埋まっている状態となったのです。

このような経緯で、起業した当初に出会ったお客様たちは最先端のヒーリングを受けにいらっしゃるような方たちでしたので、瞑想に対しても抵抗感がなく（むしろ興味がおありで）、リコネクティブ・ヒーリングやリコネクションがきっかけで原初音瞑想講座を受講するようになる方も多かったのです。どうりで、この「リコネクション」関係のシンクロニシティがチョプラ博士のセミナー中に始まり、いくら抵抗してもその方向に導かれ続けたわけです。

確かに、当時の私が作った瞑想に入る直前に目を通す

◆48　やはり瞑想前に願望リストに目を通しておくことが大事です。

意図と願望のリスト[48]の中には、「起業して初年度の売上は〇千万以上になる」と設定してありましたから、この願望を実現すべく一連のシンクロニシティが起こって自分では到底思いつかなかった方法でそれが叶ったのでした。意味のある偶然の一致を自ら引き起こしている、やはり自分で偶然をマネジメントしているのです。

目標達成 ～初の大規模セミナー集客大成功～

起業して1年め（2007年）のこと。世界的に有名なチョプラ博士を日本に招聘して来日セミナーを主催すると決めた私に、またもや数々のシンクロニシティが重なって起こりました。

約600名を集める大規模なセミナーを想定していましたが、準備を始めた当時、チョプラ博士の日本語版の書籍はほとんど出ておらず、1990年前後に出されていた数々の名作もすべて絶版になっている状態でした。

「まずは本が出ないことには始まらない」と思い、絶版になっている名作が復刊されるよう働きかけたり、まだ日本語版になっていないベストセラー本を翻訳してもらえるよう、いくつかの出版社に提案しに行ったりしました。ところがどの出版社も取り合ってくれないまま半年が過ぎてしまったのです。

当時いわゆるスピリチュアル業界の中では「リコネク

ション」が大ブームになっており、私も週休1日で朝から晩まで個人セッションを提供している日々でした。ある日、某出版社の編集長さんが「自宅が近いから」という理由で私のところに受けにきてくださいました。◆49

セッションは2日間に分けて行うものでしたので、2回めが終わってお話ししていた時のこと。「愛子さん、本を書きませんか？」とおっしゃるのです。私は「いつかは本を書くような気がしているのですが、まだシンクロニシティも現在進行中でして……それでもありがたいお話をありがとうございます」と名刺交換だけしておきました。

翌朝、その日は少し長く電車に乗る予定があったので何か本を1冊持っていこうと思い、アメリカのアマゾンから届いたばかりのチョプラ博士の新刊をバッグに入れ

◆49　たまたま場所が近いとか、同じというのもシンクロニシティで、ご縁があることのサインだったりします。（⑧展開が速い）

て出かけました。電車の中でその本を取り出して、パッと開いたページを読んでみたところ「これは……瞑想講座でよくお話ししている内容？」と、ドキッとしてつい本を閉じてしまいました。また違うところをパッと開いて読んでみると「これはチョプラセンターのセミナーで何度か聞いたことがある内容……。えっ？　もしかして私が知っていることが書いてある？」と思った瞬間、突然「あなたが（私が）翻訳しないと」と、強く短いひとことが。◆50 いやいや私は翻訳家じゃないし……、そんなこと一度も願ったことないし……、第一そんな時間なんてないし……とエゴのレベルで考えゴチャゴチャ思っているのに、「来月中に翻訳する」「え？　ウソでしょう？　週休1日しかなくて朝から晩まで予約がいっぱい……！」と直感とエゴが戦いながらも頭の中がぐるぐる

◆50（①直感が冴える、③行動を起こさずにいられないメッセージ的な言葉を受け取る）

回転して、何をいつまでにやるべきなのかのタイムスケジュールと、どうやったらその時間を捻出できるかの具体案がどんどん弾き出されてきたのでした！◆51

その晩アメリカの版元に「既に日本語化の話が進んでいますか？」とメールで問い合わせたところ「日本以外の国々すべてで翻訳の話が進行しているのだけれど、良い出版社を知っていたら是非紹介してほしい」とすぐに返信が来ました。そこで名刺交換をした編集長さんに「私の本というよりチョプラ博士の翻訳本はいかがですか？　ご興味ありますか？」とメールをすると「興味あります！　検討したいので最初の2、3章分ほど訳してください」という回答で、「チョプラ博士の最近の本が日本語化されるように」というのが元々の私の願いでし

◆51　何の根拠もないスケジュールでしたが、後から振り返って見ると、その日程でないと間に合わなかった絶妙なプランでした。（⑥タイミング良く手配される）

たので、すぐに取りかかったのでした。そして検討用の翻訳文をお送りすると「これは面白い内容ですね、出版したいです。残りも続けて訳してもらえませんか?」ということで、超多忙のスケジュールの中、最速で翻訳が進んでいったのでした。◆52

私が初めて翻訳したその本は、2007年の4月に発売されました(7年後にはフォレスト出版から『宇宙のパワーと自由にアクセスする方法』というタイトルで、解説つきで理論編と実践編の2冊に分かれた形でリニューアルされています)。その時はチョプラ博士に来日可能なスケジュールを打診している最中で、セミナー担当者から返事を待っている状態でした。

◆52 この件のように、翻訳するなど一度も望んだことがないのにシンクロニシティを伴って起こってくることは、他の願望実現につながっていることが多いものですが、なぜそんなに急いで翻訳しているのか当時は全く予測がつきませんでした。(⑧展開が速い)

本の発売に合わせてチョプラ博士の日本語ウェブサイトも作る予定でしたので、自費で本に日本語サイトを宣伝するチラシを挟みたいと2月頃に編集長さんに相談しました。「いいですよ、片面にしますか？　両面にしますか？」と言われて、元々片面しか考えていなかったのですが「そうだ、そのウェブでチョプラ博士の来日に関するアンケートを実施することにして、それをチラシ裏面で宣伝しよう」と閃きました。◆53

前職でウェブ・マーケティングを担当していた経験からパッと思いついたのです。まだチョプラ博士の来日が確定していない段階から、「もし来日が実現したら、どのような講演内容を希望しますか？」という質問や、チョプラ博士の愛読書歴、その他、来日が決まり次第お知らせしますという約束でご連絡先を登録してもらうアン

◆53　この閃きが大規模セミナー成功へ、すべてのシンクロニシティをつなげる大きな成功要因となりました。（①直感が冴える、⑦即行動に移すのが怖くない）

ケートを作成したのでした。
そして翻訳本が出版されて間もない4月中旬、チョプラ博士の来日が正式に決定しました。9月の連休中で大安と……お日柄がよろしいのは良かったのですが、さぁ会場が見つかりません。ホテル系は婚礼予約でいっぱい、東京国際フォーラムや東京国際展示場の会議室も予約済みで、ホール系もほぼ全滅。500名規模の会場を探しているのですが……とブログでSOSを呼びかけたところ多くの方から情報提供していただいて、唯一空いていたところが品川の640名入る会場だったのです。◆54
ウェブの来日アンケートに回答してくれた方はまだ50名ほど。会場費や講師料などすべて前払いでしたが、不思議と恐れはなく、会社のキャッシュフローは度外視して、清水の舞台から飛び降りるような気持ちで手配を進

◆54（⑫「ひとつだけ」用意されていることが多い）

めていきました。[55]

チョプラ博士側のセミナー担当会社と契約をしたり講演内容を詰めていったりで時間がかかり、来日セミナーの受付を開始できたのは開催まで3か月を切った頃。でもその頃にはアンケート回答者数が600名を超えていて、その方々向けに先行予約受付を行ったところ、ありがたいことに約半数の方からお申し込みをいただいたのです！

来日セミナー情報を一般公開した後は、2、3日ごとにウェブで残席情報を更新して「あと300席、あと280席……」とカウントダウン方式で正直に情報公開していったところ、開催1か月前には定員640名のところすべて満席に！

◆55 手放すような、委ねるような感覚です。（④執着しなくなる）

キャンセル待ちも多数いただいた状態でセミナー当日を迎えました。

チョプラ博士の来日の約1年前に、理由もなく大急ぎで翻訳する流れになったあの本が、日本各地にいらっしゃったチョプラ博士の愛読者の皆さんと私をつなげてくれ、2007年のセミナーを満席にしてくれたのでした。

もちろん、瞑想に入る直前に目を通す意図と願望リストには「私が主催することになるチョプラ博士の来日セミナーは大成功。大きな会場で開催し、満席になる」と設定してありましたが、本当に自分では思いつかないような方法で叶えてくれるものです。

さて、私に起こった数々のシンクロニシティはいかがでしたでしょう。これらのことは私が瞑想を習ってから1、2年以内に起こったことです。

さまざまなことが同時進行で、しかも自分でも驚くようなスピードで進んでいったことを思い出しました。執筆しながら懐かしく振り返って特に大切だと思うのは、瞑想前に意図と願望リストを見ることと、その後は願望を手放し、流れに任せることです。この2つが合わさるとシンクロが始まります！

ちなみに、まだIT企業に勤めていた頃、私はそろそろ妊娠して子どもを産みたいと願っていましたが、そちらもこのセミナーと同時進行で進んでいました。私は大きなおなかを抱えてセミナーの準備に奔走し、セミナー終了後に娘を無事に出産することができました。

原初音瞑想では、妊娠中は瞑想をいつもよりたくさんして良いとされています。そのおかげもあってか仕事もマタニティライフも順調だったこと、大変感謝しております。

結果にコミットする瞑想 体験談⑦

「瞑想は、効率的な自分と向き合う時間」

コンサルティングファーム勤務（40代・女性）

原初音瞑想を習い、朝夕2回の瞑想生活を始めてから、まず仕事面で嬉しい変化がありました。

プレゼンテーション資料やその他の資料を作成する時、それまでも「何時までにやる！」「誤字脱字を減らす！」と意識していましたが、時間内に終わらないこともしばしばありました。しかし、瞑想生活を始めてからは、集中力が増し、資料を作成している時に時計を確認すると、終わらせると決めた終了時間まで充分な時間があったり、時間が伸びたような感覚になることが多くなりました。特に、以前は、セミナーで使用するプレゼンテーション資料を作成する時は、途中行き詰まることがあり、プロットを確認したり、見直したりする時間がありましたが、瞑想生活を始めてからは、次に組み入れたい内容が頭の中に前よりも明確に思い浮かぶのです。資料作成が速く、構成しやすくなり、誤字脱字もほとんどなくなりました。

仕事で企画したセミナーでは、受講者の方々がより分かりやすいものにカリキュラムを組むことができるようになり、クライアントの社長さんからは「セミナーを半年間やって良かった。以降も行っていきたい」と契約更新の話をいただきました。

セミナーの引き合いも増え、その場で即決に至ることはまれなのですが、クライアントさんとの初顔合わせでセミナーの実施が決定するということも起こっています。

また「九州方面にも仕事で行けるようになるといいなぁ」と思っていたところ、瞑想生活第2週頃には、長崎にセミナーのために毎月訪問することが決定しました。

シンガポールに出張した際には、さらにミラクルが起きました。航空券とセットのツアー料金で予約したホテルにバスタブがついていなかったのですが、ハイシーズンで予約が変更できず、南国ですしバスタブは我慢しようと思っていました。すると予約していたホテルがオーバーブッキングのため、ホテルを変えてほしいと連絡が来たのです。代替案として提案していただいたホテルは、予約していたホテルよりもグレードが高い上、バスタブにジャグジーつき、部屋の広さも約2倍になっていました！

そして朝食も軽食だったところが豪華ブッフェに変更になりました。その時期のシンガポールは雨季だったにもかかわらず、最終日の直前にスコールが降っただけで、お天気にも恵まれました。

これらのことは、すべて原初音瞑想講座を受けた後、3週間以内に起きたことです。その他、プライベートでも、シンクロは起きています。

引き寄せの法則、「なりたい自分になるためには」など、よく言われることですが、どれも自分と向き合うことが現実化させる近道だと思っています。

しかし、私のように会社に勤めていると現実の生活の中で自分と向き合う時間をどうすればいいのか？　という疑問が出てくることが多いです。それに答えてくれるのが瞑想だと思います。

瞑想生活をする前は「朝夕30分の瞑想なんて無理！　その分寝ていたい」と思っていましたが、こんなにシンクロが起きて、毎日がハッピーなら瞑想をやらない手はありません。これからは瞑想ファシリテーターとなり、瞑想の素晴らしさを人にも伝えていきたいと思っています。

第5章

〈ケーススタディ2〉

瞑想の日常的な効果

日常的なラッキー
〜最適な状態で自動操縦モードになる〜

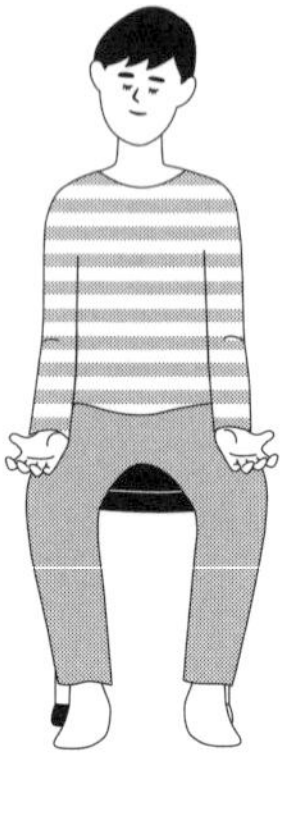

前章でご紹介した私の体験談は、願望を設定してからそれぞれ約1年がかりで偶然がマネジメントされて大きなスケールで叶っていった実例でした。瞑想を習慣にしていると、もっと日常的に偶然をマネジメントしているとしか思えない例もたくさんあります。瞑想で起こる日常的なラッキーを最後にお伝えしましょう。

交通機関の乗り継ぎの良さなど

私自身もそうですが、原初音瞑想を実践し始めた方がよく口にされるのが「電車やバスの乗り継ぎが良い」「満員電車でもすぐに座れる」「駐車場が満車でも自分が行くと必ず空きが出る」「急いでいる時にやたらと青信号が続く」といったことです。

待ち合わせの時刻や到着しなければならない時刻が決まっていると、普通に考えたらこの時間に出発していないと間に合わないというタイミングを逃していても、

◇自分がバス停に辿りついた時にちょうどバスが来た

◇もう行ってしまったはずの急行電車がたまたま時間調整などで待っていてくれた

◇たまたま乗った車両を降りた目の前に次の乗り換え用の階段があった

◇その階段を上がったところがちょうど自分の指定席の乗車口だった

◇到着した駅でタクシーに乗ろうとしたら、ちょうど1台来た

などの偶然が重なって何の問題もなく間に合ってしまうというようなことが日常茶飯事的に起こるのです。しかもただ間に合うだけでなくて、待ち合わせの相手や訪問先の相手が何らかの事情で遅れてしまっている場合は、その相手に合わせて到着する

といったこともよく起こり、大変便利です。

これらのことが当たり前に起こるようになると、いちいち気づかなかったり感動もしなくなってしまうのですが、同行者がいたりするとそのスムーズさに驚かれることもしばしばあります。

タクシーの運転手さんに「今日はどこも混んでいたのに……」と不思議がられたり「お客さんラッキーですね」と言われたりしますが、これも瞑想効果。たまたま運が良かっただけではないのです。

ダブルブッキングの解消

ここまで交通機関や待ち合わせの相手とタイミングが合ってくる話をお読みになれば、ダブルブッキングの解消も簡単に起こり得ると感じられるかも知れません。万が一、同じ日時に別の2つの約束をしてしまっていて「どうしよう、困った」という状況になっても、必ずと言っていいほど、どちらかの相手が何らかの理由でキャンセルしてきて「いいえ、こちらは何の問題もありません（むしろ助かった！）」となったり、どちらかの人に予定変更を申し出ると、先方の都合で「ちょうど良かった」と喜んでもらえる結果になったりするのです。

こういう時、一体どちらの出来事が起点になって作用しているのか、つまり自分がダブルブッキングしてしまったという困った状況が一方の相手の状況を変えるように作用したのか、相手の状況の変化がこちらにダブルブッキングさせたのか、など全く分かりません。その他すべてのシンクロニシティに言えることですが、どちらがどう作用したのか不可解で、同時に起こっているとしか思えません。そうやってあり得ない偶然の一致、また「意味のある」偶然の一致が起こってくるのです。

探し物が出てくる

日常的なラッキーは、もう例を挙げたら限りありません。必要なものや探していたものは「あなたのためにご用意しておきました」と言わんばかりに、目の前でセール品になっていたり、贈り物としてもたらされたり。見知らぬ人々がとても親切で、教えてくれたり、譲ってくれたり、例外を認めてくれたり、困った時に助け船となってくれます。

こういったことは「恩寵」と呼べるものなのかも知れません。良い行いを積み重ねたり、常に感謝の気持ちを抱いていることでも起こることなのだと思いますが、そういったことを意識していなくても単に日々瞑想を行っているだけでも得られることなので、物事がすべて円滑に進みます。

引き寄せ～すべて向こうからやってくる～

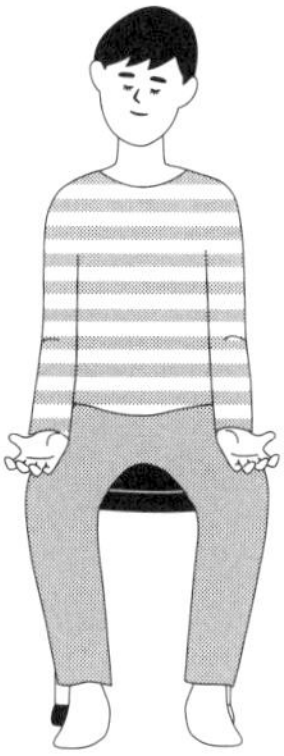

偶然をマネジメントすることによって、自分の願望を実現するために必要な人物や状況、物質などを、どんどん引き寄せられるようになります。

出会い

私の場合「健康に関することで起業したい」「偶然の一致で望みを叶える方法を広く伝えたい」という強い願いから、結果的に「心と体の医学」と「シンクロニシティ」

に関する世界的な第一人者のディーパック・チョプラ博士を引き寄せることになりました。何の予備知識もなくサンディエゴにあるチョプラセンターを訪問し、たまたまひとつだけ予約枠が空いていたマッサージを受け、セラピストさんと世間話をしている中で「人生変わるわよ〜」と勧められたセミナーに申し込んだことから原初音瞑想を習って実践することになり……。その後の展開は前章でお話しした通りで、おそらくチョプラセンターの存在を知ってセミナー（セダクション・オブ・スピリット）を受講するというところまでは瞑想をしていなくてもできることだと思いますが、その後のミラクル展開は原初音瞑想の実践なしでは起こり得なかったでしょう。

また前章で、2007年のチョプラ博士の来日に合わせ、私が翻訳することにより『富と成功をもたらす7つの法則』（大和出版）の復刻が実現したシンクロをお伝えしました。

それから7年後、その本はアメリカの版元との契約期間が切れてしまうタイミングとなり「この名作が引き継がれますように」と強く願っていたのですが、ちょうどその頃別件でお会いすることになった角川書店の海外書籍の編集長さんに名刺代わりに拙訳本を差し上げたところ、「この本（『富と成功をもたらす7つの法則』）を文庫本として出しませんか？」とご提案をいただき、見事に引き継がれたのでした。角川書店を訪問するのは初めてだったのですが、まさに翻訳本の出版における意思決定者にお会いするとは……。しかも当時、チョプラ博士の来日セミナー準備で多忙を極めているさなかに大急ぎで翻訳したので充分に推敲《すいこう》できなかったことが心残りだったのですが、文庫化する際に気になっていた部分を訳し直すことができたので満足のいく作品に仕上がりました。

これまでに引き寄せた出会いは例を挙げるときりがありません。振り返ってみるとひとつひとつの願望が、シンクロニシティとともに必要なキーパーソンに出会わせてくれ、とてもスムーズに叶っていきました。

物件

物件も偶然の一致によって引き寄せています。

特に株式会社ボディ・マインド・スピリットを設立してからの自社サロンの物件は、最初のマンションの部屋が見つかった時も、同じマンション内で3部屋まで増やした時も、シェアハウス的な一軒家に移転した時も、２０１６年1月に表参道に移転した時も、毎回シンクロニシティによってあり得ないスピードと好条件で見つかるのでした。

毎回の物件引き寄せ逸話をご紹介すると長くなってしまうので、直近の表参道への移転に際して起こったシンクロニシティについてお話ししましょう。

処女作がもうじき出版されるという２０１５年9月のこと。ふと「２０１６年の初めには表参道に移転する」という予感がしました。「表参道に自社サロンを持ちたい」という願望は「自分で本を書く」という願望とほぼ同時期の7年前に抱いていたのですが、しばらく忘れていました。当時は渋谷から2駅めの三軒茶屋というアクセスも良いシェアハウスの2部屋を借りて瞑想講座や各セラピストによるセッションを提供し、現状に満足していたのです。

するとそれまで何の問題もなかったにもかかわらず、すぐ近くの道で水道管工事が始まったり、突然お隣さんの塀が劣化しているのが露《あら》わになって、こちら側で大きな植木を買い揃えて美化しなければならなかったり、何となく居心地が悪い状況になってきたのです。真剣に移転を考えたほうが良いかも知れないと感じ、表参道に出かける用事があるたびに「女性に優しい」と看板に書いてある不動産屋さんに寄ってみようと計画したのですが、なぜか毎回時間がなくなってしまい行けずじまいでした。「今日こそ！」と4回目にトライした時は、その建物のエレベーターに乗ろうとしたらどこかの会社の男性社員5、6人が私を追い越して乗り込み、私は「定員は何名ですか？」と確認して7名だから大丈夫だと言われたのに、私が乗った瞬間「ブーッ」と警告ブザーが鳴ったのです。何となく「ここじゃないよ」というメッセージのような気がして、まだ少し時間があったにもかかわらず行くのをやめました。

そうこうしているうちに12月の中旬となり、平日午前中の原初音瞑想講座で第2回めのクラスが始まった時のこと。6名の受講者のうち1名から「駐車場が見つからなくて少し遅れます」という連絡が入り、他の受講者の方々との雑談の中で水道管工事の規模が大きくなってきたという話題から「そうそう、来年の初めに表参道に移転するという気がしていて、不動産屋さんに行こうとするのになぜか行けずじまいで……ご縁のある不動産屋さんと出会うためなのかしら」とお話ししていると最後のおひとりが到着して講座をスタートさせました。

原初音瞑想講座の第2回めはマントラを授与する前に、各自が習慣化するにあたって朝は何時頃にどの場所で、夕方から晩にかけてはどのタイミングでどんな場所で瞑想するか想定したことをシェアしていただくのですが、その遅れていらっしゃった男性が「夕方は会社に倉庫があるので、そこを瞑想用にしようと思います」と答えました。その方はご友人と誘い合わせて受講されていたのですが、ご友人が「いいね、その場所ぼくも使わせてもらいに行こうかな」と発言され、私も「すごい！　社内に瞑想ルームができますね。複数人数で一緒に瞑想するとよりパワフルで深い瞑想になるのでお勧めです」と言うと、夕方に瞑想できる場所を探すのが難しいという話題になりました。その解決策を皆さんと話し合っているうちにあるビジョンが浮かび、「私、表参道に『グループ瞑想カフェ』を作りたいです。いい物件が見つかりさえすれば……！」と言うと、自社の倉庫を瞑想用にするという男性が「物件、探しましょうか？　うち不動産屋なんです」と発言されたのです。一同「わぁ！」と驚いてしまいました。彼は遅れて到着する前に私たちが話していた内容を知らなかったのです。「物件探し、是非お願いします！」とその場でお願いしてしまいました。というのも、もうひとつ伏線となるシンクロニシティが起こっていたのです。その不動産屋さんが誘い合わせて受講したご友人の方が1週間前に実施されていた第1回めの講座を急用で受講できず、翌々日にマンツーマンレッスンで受講された際に長年の親しい友人関係であることなどを話されたりして、私の中で信頼感ができ上がっていたのでした。

第2回めの講座が終わって不動産屋さん（しかも社長さんでした！）と連絡先を交換しようとすると互いに名刺を持ち合わせていなかったのでフェイスブックでつながり、すぐにメッセージで「表参道の駅から徒歩5分以内の1LDKで、予算は○○万円で、瞑想に適した静かな物件がいいです」と希望条件を送りました。すると、翌日「いい物件が見つかりましたよ」と早速情報が送られてきました。表参道ヒルズの裏側にある物件だったのですが、パッと見た感じリビングの形がイマイチで「3月上旬退去予定」と書いてあったので、ここはちょっと……と断ると「あと2件ほど見つかりました」と情報を送ってくれました。南青山にある物件が私の設定した条件をすべて満たしていて2部屋も多い3LDK、かつ退去予定がまさにその日だったのでシンクロニシティを感じて「この物件見てみたいです！　明日表参道に行く予定があるのですが……」とメッセージを送っておくと、ちょうどピッタリの時間に内覧がアレンジされました。

1LDKと同じ値段で3LDKということは古いマンションだったのですが最近改装したらしく綺麗で、前日に退去したばかりのお部屋もとても綺麗になっていて静かな角部屋。あまりの好条件に事務所使用も可ということで即申し込みました。ところが3、4日経っても何のお知らせもなく、結果的に別の入居者に決まってしまったようでした。改めて他の物件を探してもらったところ、3件送っていただいた情報の中に最初に勧められてリビングの形がネックで断った物件も含まれていたのですが、念のため「このお部屋は何畳分ですか？」と質問してみるとリビングは16畳で個室は6畳分とのこと。退去予定が3月上旬だけれど「応相談」と書いてあったので一応見ておきたいと申し出ると、クリスマス直前の冬至の日に内覧がアレンジされました。

そこは表参道ヒルズの裏で通称「マイセン通り」と呼ばれている通り沿いにあり、初めて歩いた道だったのですがお洒落なカフェやレストラン、ショップがところどころにあって何だか楽しい気持ちになりながら物件に到着しました。築1年と新しく、白と紺の壁面に赤いドアの可愛い3階建て。中は新築同然の綺麗な部屋で、退去予定は3月上旬のはずなのに、引っ越し途中のようでガランとしていて大きな家具だけ残っている状態でした。「突然予定が早まって年内に退去されることになったんです。1月には入居可能ですよ」とのことで、どうやら私が最初の3LDKの物件を検討している間に状況が変わったようなのです。

リビングはとても広かったので当初気になった部屋の形は何の問題もなく、瞑想講座でマントラ授与をするための個室はベランダからの眺めが良く、3階だからなのかとっても静かで、瞑想講座や瞑想会そしてグループ瞑想カフェの運営には最適の物件でした。「ここに決めたいです」と意思表明すると、管理会社の方が「このシャンデリアそのままお使いになりますか？」と聞くので「はい、では使わせていただきます」

と答えると、この椅子はどうですか？　テーブルは？　と、綺麗な赤い布張りの椅子2脚、受付にピッタリの品の良いテーブル、洗練された木製の商品棚3つ、白くて綺麗なディスプレイ棚1つ、瞑想スペースに最適な間接照明……と、「捨てるにもお金がかかるので良かったらそのまま使ってください」とプレゼントまでどっさりいただいてしまって、早速申し込むとクリスマスイブに大家さんの承認が下りましたという返事があり、まるで魔法のように「2016年の初めには表参道に移転する」という予感と「表参道に自社サロンを持ちたい」という7年来の願望が実現してしまったのです！

＊

第4章、第5章を通し、私に起こったテーマ別のシンクロニシティをお読みになってみて、中には「なんだ、たいした規模ではないな」と感じるようなスケールの大きい方もいらっしゃるかも知れません。その場合、これらのシンクロニシティは私の意図と願望に沿って起こったことだということを認識していただきたいと思います。

あなたが抱いているビジョンはどんなに大きくても、最善のタイミングで叶っていくと信じています。

瞑想は実際にやってみると非常にシンプルな行いで特別なテクニックが必要なものではありません。基本的な知識や実践のコツをいったん身に着けてしまえば、あとは毎日実践してもお金もかかりませんから、試しにやってみても損はしないでしょう。

瞑想を実践していると、自分で設定した意図と願望・時には想像を超えた導きによって偶然がマネジメントされていき、思いがけないような展開で顕現していきます。

その可能性には計り知れないものがあるのです。

おわりに

お読みになっていかがでしたでしょうか。この本を手にとって下さった方の中には、「瞑想についてほとんど知らなかった」「瞑想を試してみたことがある」「時々瞑想している」「毎日実践している」というようにさまざまな方がいらっしゃると思います。

実際にこの本は、私の処女作にあたる『世界のエリートはなぜ瞑想をするのか』(フォレスト出版)の姉妹本のような位置づけで、前作で詳述したさまざまな瞑想の効果のうち、最もパワフルで特徴的なシンクロニシティ(意味のある偶然の一致)に特化して書かせていただきました。もしよろしければ2冊とも参照されて瞑想の実践にお役立ていただければ幸いです。

アヤシくて、修行っぽいものだと思っていた瞑想が、単に考えと考えの隙間にアクセスするための単純作業であったこと、チョプラ博士がインド古代からの瞑想技術をデザインし直した際に修行っぽい側面をそぎ落としてくれていたこと、その効果は瞑想中ではなく、瞑想後の日常で味わえるという現実的なものであったこと、そして何よりも私たちの日常に穏やかさだけでなく、嬉しい驚きや奇跡的な体験をもたらしてくれる楽しいものであるということを数々のシンクロニシティに導かれて発見し、こうして皆さんに伝えることができていることに感慨深さと至福を感じています。

ぜひこの現実的で、時間を投資する効果が非常に高い、価値ある瞑想を実践されてみて、日常で得られる瞑想の効果を享受していただけたらと願っております。そしてその効果に味をしめることによって、楽々と習慣化し、奇跡的な日常が当たり前になりますように。

おわりに、本書の発案・企画から編集までご担当くださったＰＨＰ研究所の渡邉智子さんとフリーランスの林美穂さん、原初音瞑想を実践されて偶然をマネジメントされた体験談をお寄せくださった社領大輔さん、堀内昭彦さん、深見浩士さん、沖村鋼郎さん、山川裕子さん、マリアさん、杉浦学さん、原初音瞑想講座を受講されて以来、つながり続けてくださっている原初音瞑想実践者の皆様に、心より感謝を申し上げます。

そしてまだお会いしていない皆様、瞑想を通して偶然をマネジメントして行かれた結果、その道のりでどんな奇跡の数々が起こり、何が顕現していったのか。そのプロセスや結果を後日お聞きできる機会をとても楽しみにしています。

渡邊愛子

PLOFILE

渡邊愛子（わたなべあいこ）

株式会社ボディ・マインド・スピリット代表。チョプラセンター認定 瞑想ティーチャー。

1970年東京生まれ。大学卒業後、外資系ソフトウェア開発会社にエグゼクティブ・セクレタリーとして入社。1年後にプロジェクトマネージャーとしてマイクロソフトやアップル社とのOEMビジネス窓口を担当し、その1年後には製品担当者、2年後には販促も手がける製品マーケティング・マネージャーとなり、アメリカのインターネット配信システムを日本語化してNTTや大手流通会社とのビジネス連携に成功。

インターネットセキュリティ会社のトレンドマイクロの社長夫妻と出会ったことから社内にウェブ・マーケティングを導入するプロデューサーとして転職。ウェブ制作のチームが急ピッチで増えて行き、入社1年後には課長、2年後には部長代行となる。3年後には社内のあらゆる業務設計からシステム構築までを手がける20名規模のビジネスプロセス部に成長し、ディレクターに就任。7年間で50〜60のシステムをリリースし、最後は海外26拠点で利用するCRM（顧客管理）システムの導入のプロジェクトで世界中をまわり第一フェーズを完遂後に退職し、それまでとは全く異なる分野で起業する。

アメリカ西海岸への出張中にサンディエゴにあるチョプラセンターを訪れたことから瞑想に出合い、その後シンクロニシティに導かれて世界的なスピリチュアルメンターであるディーパック・チョプラ博士との交流が始まる。

「真の健康を伝えたい」というインスピレーションから、2006年に株式会社ボディ・マインド・スピリットを設立。都内で各種セラピーを提供するサロンを運営しながら、チョプラ博士の日本窓口をつとめ、来日セミナーの主催（2007年、2009年、2014年）、書籍翻訳や監修、映画字幕翻訳や監修を行う。

2015年、初著書『世界のエリートはなぜ瞑想をするのか』（フォレスト出版）を刊行。

訳書にディーパック・チョプラ著『あなたが「宇宙のパワー」を手に入れる瞬間』（大和出版）、『富と成功をもたらす7つの法則』［単行本］（大和出版）、『富と成功をもたらす7つの法則』（角川文庫）、『宇宙のパワーと自由にアクセスする方法』（理論編/実践編）（フォレスト出版）。監訳書に『チョプラ博士のリーダーシップ7つの法則』（大和出版）、『LOVE〜チョプラ博士の愛の教科書』（中央公論新社）。字幕監修DVD に『ディーパック・チョプラ プレミアムDVD-BOX〈「富と成功をもたらす7つの法則」「内なる神を知る〜奇跡に満ちた魂の旅へ〜」〉』（TSUTAYA ビジネスカレッジ）、字幕翻訳作品に映画『ファインディング・ジョー『英雄の法則』、ディーパック・チョプラ博士の映像教材『ソウル・オブ・リーダーシップ』［DVD-BOX］（フォレスト出版）がある。

STAFF

装丁デザイン／萩原弦一郎＋藤塚尚子（デジカル）

本文デザイン／中山詳子

イラスト／関根美有

編集協力／林美穂

DTP／株式会社PHPエディターズ・グループ

意味ある偶然をマネジメントする方法

運のよさは「瞑想」でつくる

2016年3月31日　第1版第1刷発行

著　者　渡邉愛子

発行者　安藤　卓

発行所　株式会社 PHP 研究所

京都本部　〒601-8411　京都市南区西九条北ノ内町 11

文芸教養出版部

生活文化課 ☎075-681-9149（編集）

東京本部　〒135-8137　江東区豊洲 5-6-52

普及一部　☎03-3520-9630（販売）

PHP INTERFACE　http://www.php.co.jp/

印刷所　図書印刷株式会社

製本所　株式会社大進堂

ISBN978-4-569-82915-9